# GUÉRISON RADICALE

DES

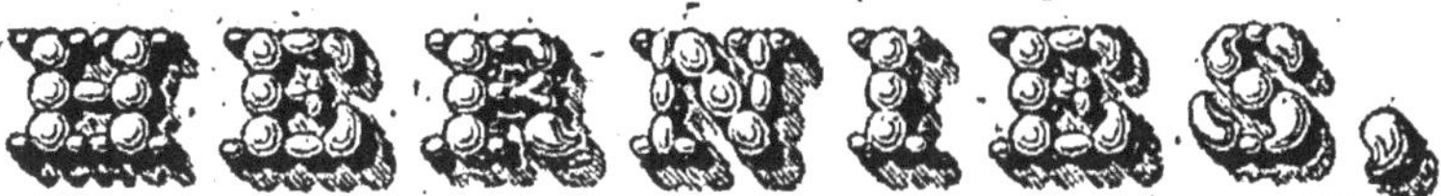


OU

# TRAITÉ

DES

# HERNIES OU DESCENTES,

CONTENANT LA RECETTE D'UN NOUVEAU REMÈDE INFAILLIBLE POUR GUÉRIR RADICALEMENT LES HERNIES, RENDANT LES BANDAGES ET LES PESSAIRES INUTILES.

**PAR PIERRE SIMON,**

*Bandagiste-Herniaire.*

---

Avec cet Ouvrage, qui contient la recette de cette découverte clairement démontrée, chacun peut se procurer, préparer et administrer le remède; enfin, avec ce Traité, chacun peut se guérir sans le secours d'aucune main étrangère.

*Prix broché : 10 fr. franc de port, par la poste, rendu à domicile dans toute la France, et 12 fr. pour l'Étranger.*

---

**AUX HERBIERS (VENDÉE),**

CHEZ PIERRE SIMON, BANDAGISTE-HERNIAIRE.

---

1837.

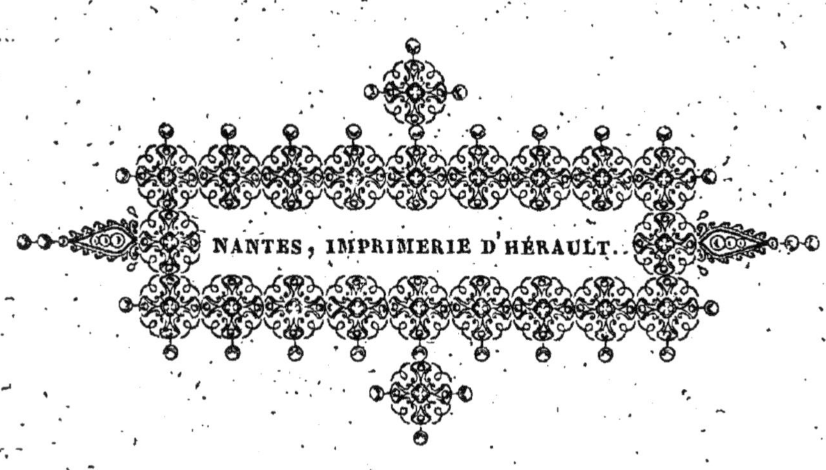
NANTES, IMPRIMERIE D'HÉRAULT.

# Propriété de l'Auteur.

Les formalités voulues par la loi ayant été remplies, je poursuivrai rigoureusement les Contrefacteurs et débitants de Contrefaçons; j'assure une récompense de deux mille francs, aux personnes qui me feront connaître les Contrevenants.

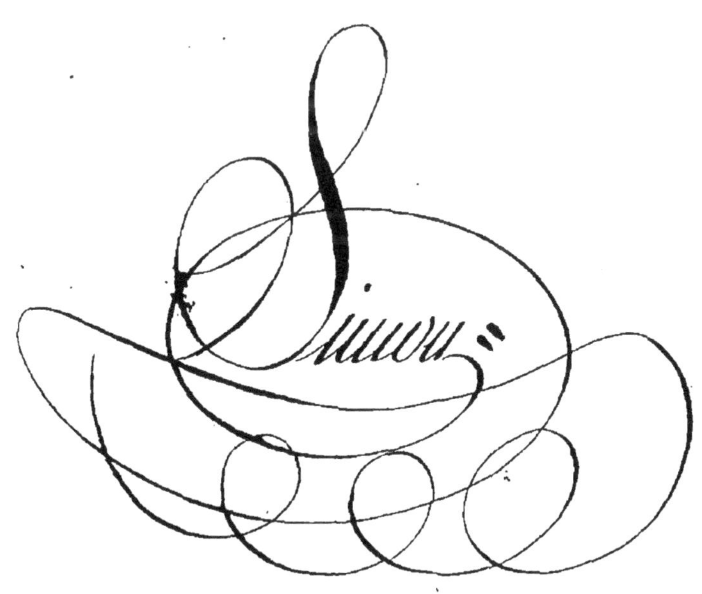

# GUÉRISON RADICALE

DES

# HERNIES RÉDUCTIBLES,

OU

# TRAITÉ

## DES HERNIES OU DESCENTES.

---

### DESCRIPTION DES INTESTINS.

Sous le nom d'intestin, l'on désigne en général, mais surtout chez l'homme et les autres mammifères, la portion du canal alimentaire qui forme un long conduit musculo-membraneux étendu depuis l'orifice pylorique de l'estomac jusqu'à l'anus, situé par conséquent dans la cavité abdominale, et remplissant le double usage d'être en haut, le lieu où se continue la chymification, et s'opère l'absorption du chyle; en bas, le réservoir dans lequel les débris ou les parties non nutritives des aliments s'accumulent jusqu'au moment de leur expulsion.

I. Le canal intestinal de l'homme a une longueur qu'on évalue assez arbitrairement à six ou huit fois celle du corps en entier : aussi est-il très-replié sur lui-même et décrit-il de nombreux contours auxquels on a donné le nom de circonvolutions. Divers replis du péritoine le suspendent dans la cavité abdominale et le rendent, ou fixe, ou mobile, ou flottant, selon qu'eux-mêmes sont courts ou qu'ils ont une certaine longueur, une certaine laxité : ces replis sont appelés mésentères. La structure du canal intestinal est à peu près la même dans toute son étendue. Il se compose :

1°, D'une membrane séreuse, tout-à-fait extérieure, qui ne lui est, pour ainsi dire, qu'accessoire, puisque c'est une dépendance du péritoine, lequel, après avoir tapissé la cavité abdominale, se replie sur l'intestin, l'embrasse entre deux lames, et forme derrière lui les mésentères, auxquels il se trouve suspendu. Cette membrane manque en plusieurs points du canal, et, dans toute son étendue, elle laisse, en arrière de lui, un espace vide, de forme triangulaire, par lequel se rendent à l'organe les vaisseaux qui le nourrissent et les nerfs qui l'animent.

2°, De deux plans de fibres musculaires. Le plan interne, plus épais que l'autre, est formé de fibres incomplètement circulaires, qui se réunissent obliquement entre-elles et simulent des anneaux brisés enveloppant l'intestin. L'externe résulte d'un assemblage de fibres longitudinales. Cette tunique agissant presque à la manière des artères, elle imprime un caractère péristaltique aux mouvements du canal.

3°, D'une membrane muqueuse qui en forme la

surface interne. Cette membrane, assez dense par celle de ses faces qui adhère aux autres tuniques de l'intestin, est, au contraire, molle, tomenteuse et comme veloutée à sa face libre. Toujours humide, elle offre des plicatures qui varient suivant la portion du tube dans laquelle on l'examine. Les plus grosses de ces plicatures portent le nom de valvules conniventes ou de Kerckring, et les plus petites, celui de villosité. Elles sont surtout développées toutes deux dans la portion supérieure de l'intestin, depuis le commencement jusqu'à la fin duquel elles vont sans cesse en diminuant de nombre et de volume.

Les valvules ont, en général, près de trois lignes de haut, et elles embrassent, pour la plupart, la circonférence toute entière de l'intestin. Leur nombre, leur élévation et leur largeur diminuent par degré, à mesure qu'on descend, et elles finissent par disparaître tout-à-fait. La distance qui les sépare, et qui n'est d'abord que de quelques lignes, augmente dans la même proportion. Leur base est ordinairement parcourue par une artère et par une veine. Elles paraissent manquer chez tous les mammifères, et n'existent que dans l'homme.

Quant aux villosités, ce sont de petits prolongements minces, dont la partie libre a beaucoup de longueur, comparativement à leur base ou à leur portion adhérente. Leur forme fondamentale et générale est celle d'un feuillet élargi à sa base et rétréci à son sommet. Du reste, il y a une infinité de nuances dans la largeur, la longueur et la terminaison en pointe aiguë ou mousse de l'extrémité libre de ce feuillet, suivant l'animal qu'on dissèque. La plupart du temps, les villosités sont contournées sur leur axe, comme la première feuille d'un grain de blé qui germe, en sorte qu'elles montrent une tendance manifeste à la forme spirale. Le microscope les fait paraître formées d'une substance grenue, dans laquelle il ne semble pas exister de vaisseaux. D'excellents observateurs ont supposé qu'il existait un pore à leur sommet : d'autres, plus modernes, nient l'existence de ces pores, dont on peut très-bien se passer pour expliquer les phénomènes de l'absorption.

On remarque encore dans l'épaisseur de la membrane muqueuse, surtout de celles des intestins grêles, une quantité considérable de follicules mucipares, dont les plus petits n'ont pas reçu de nom particulier, tandis qu'on a appelé les plus volumineux glandes de Brunner, quand ils sont isolés, et glandes de Peyer, lorsqu'ils sont agglomérés. Les glandes de Brunner sont surtout abondantes à l'origine de l'intestin grêle, notamment dans le duodénum, où elles forment de petits corps plats, arrondis et lenticulaires, ayant tout au plus une ligne de diamètre, et s'ouvrant dans l'intestin par de larges orifices. Celles de Peyer abondent principalement dans l'iléon : elles forment une trentaine d'amas arrondis, triangulaires ou carrés, dont l'axe longitudinal est parallèle à celui du canal, et qu'on n'observe jamais sur la portion adhérente au mésentère : elles ne font pas de saillies, ou du moins en font peu, et on ne les reconnaît qu'à la transparence moindre de l'intestin dans le lieu qu'elles occupent.

Les trois membranes du canal intestinal sont unies les unes aux autres par du tissu cellulaire. On a voulu faire une quatrième et une cinquième tuniques appelées nerveuses, de celui qui opère l'union entre la muqueuse et la musculeuse, d'une part; de l'autre, entre la musculeuse et la péritonéale. Mais cette opinion, tour à tour adoptée et rejetée par les anatomistes, ne compte plus de partisans aujourd'hui. L'objet principal de ce tissu est de favoriser l'expansion des vaisseaux.

Les différences que le canal intestinal offre dans les divers points de sa longue étendue, l'ont fait subdiviser en plusieurs portions. L'étroitesse évidemment plus considérable de sa partie supérieure a d'abord déterminé à le partager en deux parties, l'intestin grêle et le gros intestin. Cette division est d'autant mieux fondée et d'autant plus naturelle, chez l'homme, que les fonctions des deux parties sont différentes, et que leurs limites sont marquées par la valvule iléo-cœcale, qui laisse bien les matières passer du bout supérieur dans l'inférieur, mais qui ne leur permet que difficilement de refluer de celui-ci dans l'autre.

L'intestin grêle, qui fait suite immédiatement à l'estomac, est la portion la plus longue du canal, dont elle forme à elle seule les quatre cinquièmes. Ses circonvolutions remplissent toute la partie moyenne de l'abdomen, la région ombilicale et l'hypogastre. Il s'abouche avec le gros intestin dans la région iliaque droite. Assez fixe encore dans son commencement, il est libre et flottant dans le reste de son étendue. Sa membrane musculeuse est mince : elle a environ un tiers de ligne d'épaisseur ; le plan externe, celui des fibres longitudinales, est beaucoup plus mince que l'interne, et tellement uni à lui, qu'on ne peut l'en séparer ; il l'enveloppe en grande partie dans toute sa circonférence. L'intestin grêle offre seul des valvules conniventes, dont le nombre, l'élévation et la largeur diminuent par degrés, à mesure qu'on se rapproche du cœcum, au voisinage duquel il n'y en a plus du tout. On ne trouve non plus les glandes de Brunner et de Peyer que dans l'intestin grêle. C'est dans l'intérieur de celui-ci que la bile et le suc pancréatique sont versés, que se continue la chymification commencée dans l'estomac, et que s'opère l'absorption du chyle. C'est lui surtout qui forme les hernies.

Le gros intestin, continuation du grêle, est beaucoup plus court : sa longueur est d'environ cinq pieds. Il n'est pas uniformément cylindrique, mais sa surface présente des inégalités produites par une foule d'élévations et d'enfoncements alternatifs. Il est attaché d'une manière plus fixe que le grêle aux régions de l'abdomen, qu'il occupe, et par conséquent moins flottant. Il commence à la région iliaque droite, monte le long du flanc droit, jusqu'au dessous du foie, traverse l'abdomen pour gagner le flanc gauche, redescend dans la région iliaque gauche, et se plonge enfin dans le bassin, où il suit la concavité du sacrum, pour finir à l'anus. De cette manière, il occupe tout le pourtour de l'abdomen, en décrivant un grand cercle autour de l'intestin grêle. Ses fibres longitudinales sont disposées de manière à former trois bandes étroites, séparées par des intervalles assez larges, et plus courtes que les membranes internes, d'où résulte une série de cellules ou de boursouflures plus ou moins volumineuses qui se ressemblent toutes jusqu'à un certain point, sans cependant qu'il y ait entr'elles ni similitude absolue, ni moins encore, symétrie. Son diamètre, dans l'état de distension moyenne, est d'un pouce et demi à deux pouces. On n'y trouve point de valvules conniventes, et les villosités y diminuent à mesure qu'on se rapproche de l'anus.

La structure, la forme et la situation de chacune de ces deux portions principales ont ensuite servi à les subdiviser elles-mêmes en trois autres, qui sont, pour l'intestin grêle, le duodenum, le jejunum et l'iléon ; pour le gros intestin, le cœcum, le colon et le rectum. De cette manière, on reconnaît généralement six intestins chez l'homme. Mais cette seconde distinction est bien moins importante que l'autre.

II. De toutes les parties de l'appareil digestif

qui occupent la cavité du bas-ventre, le canal intestinal, est celle qui se forme la première. Les particularités qu'il présente dans son mode de formation ne méritent pas moins d'être notées que les changements successifs qu'il subit dans sa position, sa forme et ses dimensions absolues ou relatives.

Wolff a reconnu que, dans les oiseaux, le canal alimentaire est d'abord ouvert dans toute l'étendue de sa face antérieure, par laquelle il se continue avec la membrane vitelline. Celle-ci n'est d'abord qu'appliquée simplement contre la colonne vertébrale ; mais bientôt il se forme le long du rachis une légère proéminence, qui se réunit par les côtés avec la membrane du jaune, depuis le haut jusqu'en bas, d'où il résulte un canal qui se ferme peu à peu, de manière qu'il ne reste plus, vers la fin de l'intestin grêle, qu'une petite ouverture d'où part un conduit qui se dirige vers le jaune, et se retire ensuite chaque jour. Le jaune finit par disparaître peu à peu tout-à-fait, et l'on n'aperçoit plus alors, vers l'extrémité inférieure de l'intestin grêle, qu'un appendice plus ou moins long, terminé en cul de sac.

Oken fut un des premiers qui appliquèrent aux mammifères ce que Wolff avait observé dans les oiseaux, car personne jusqu'alors n'avait fait attention à l'analogie qui existe entre le sac vitellin et la vésicule ombilicale, quoique Néedham, Blumenbach et Sœmmerring eussent déjà reconnu et signalé cette analogie. Oken soutient que le canal intestinal procède de la membrane vitelline; qu'il se forme dans l'intérieur de l'abdomen, et que l'appendice cœcal est le résidu de l'union qui existait primitivement entre lui et la vésicule ombilicale. Cette théorie, adoptée par Kieser et Joerg, a été attaquée, dans ces derniers temps, par Meckel, qui établit, au contraire, que le canal intestinal se développe d'abord, comme chez les oiseaux, le long de la colonne vertébrale, et que ce n'est pas à l'endroit du cœcum, mais à la partie inférieure de l'intestin grêle qu'existe, entre la vésicule ombilicale et l'intestin, la communication dont on ne trouve plus aucune trace dans le fœtus à terme et bien conformé, mais dont on peut considérer comme un vestige le diverticule qui se remarque assez souvent à la surface de l'iléon. Les motifs sur lesquels il fonde son opinion sont 1.°, que l'intestin est d'abord droit, qu'il représente alors un canal court, descendant tout le long de la colonne vertébrale; qu'avec le temps, il se courbe un peu d'arrière en avant, s'engage dans le cordon ombilical, que son ampleur extraordinaire peut faire considérer comme un prolongement de la cavité du bas-ventre, se reploie sur lui-même à angle aigu, et rentre ensuite dans la cavité abdominale proprement dite: 2.°, que cette saillie et ce repli du canal intestinal correspondent aux changements subis par le cordon, et même en sont probablement la conséquence. En effet, le cordon manque dans le principe, de sorte que la face antérieure du corps de l'enfant touche immédiatement à l'amnios; mais tout à coup on le voit croître avec rapidité et devenir fort long, en proportion de l'embryon, d'où il suit d'abord que le canal intestinal se trouve attiré hors du bas-ventre, puisqu'il se sépare de la vésicule ombilicale.

La discussion de ces deux opinions, qui ont partagé et partagent même encore les anatomistes, ne peut être mieux placée qu'ici, bien qu'elle anticipe sur ce que nous aurons à dire de la vésicule ombilicale, à l'article ombilical.

L'existence de la vésicule ombilicale, dans l'homme, n'est plus un fait douteux aujourd'hui, comme nous le montrerons en traçant l'histoire de cet organe. Mais il n'en est pas de même de sa connexion avec le canal intestinal, de la manière dont cette connexion a lieu, et de l'endroit où elle se trouve établie.

Emmert, Hoechstetter et Cuvier pensent que la communication de la vésicule ombilicale avec le tube intestinal n'est point prouvée. Mais on leur objecte, et avec fondement: 1°, que cette vésicule correspond au sac vitellin des oiseaux, des reptiles et des poissons cartilagineux, à l'égard duquel la communication est incontestable à toutes les époques de la vie du fœtus, mais surtout durant les premiers temps.

2°, Qu'il existe un filament établissant une connexion bien manifeste entre les deux organes.

3°, Que ce filament ou pédicule contient une artère et une veine, dont la première naît de la mésentérique supérieure, tandis que l'autre va se jeter dans la veine porte, de sorte que ce sont bien là les vaisseaux omphalo-mésentériques, qui se répandent sur la vésicule ombilicale.

4°, Que ce filament est, suivant toutes les probabilités, un véritable canal : cela paraît démontré, non seulement par l'analogie qui existe, sous ce point de vue, entre l'embryon des oiseaux et des mammifères, mais encore par l'observation de Hunter, qui dit avoir souvent rencontré dans le filament étendu de la vésicule à l'embryon, le long du cordon, un liquide semblable à celui que renfermait la vésicule elle-même, et susceptible de fluer à droite et à gauche, par l'effet de la compression; enfin, et surtout parce qu'il n'est pas rare de voir, dans les fœtus à terme, un canal qui se dirige du tube intestinal vers la paroi antérieure du bas-ventre, accompagné par les vaisseaux omphalo-mésentériques, et qui, tantôt s'ouvre en cet endroit, tantôt aussi se termine dans un renflement dont la situation et la structure ont les plus grands rapports avec celles de la vésicule ombilicale.

Il reste maintenant à examiner en quel endroit a lieu cette connexion, de quelque nature qu'elle soit. Deux opinions ont été émises à cet égard.

Oken prétend que la vésicule ombilicale envoie en haut et en bas deux prolongements en forme de canal, dont l'un se rend à l'intestin supérieur, et l'autre à l'intestin inférieur, et que, quand elle vien à se détacher du corps de l'embryon, il naît entre elle et le canal un rétrécissement ou une sorte de prolongement qui devient le cœcum, la vésicule finissant par se séparer tout-à-fait de son extrémité, et le canal se trouvant ainsi fermé.

Meckel, partisan de l'opinion contraire, répond, 1.°, que si le cœcum était réellement le résidu nécessaire de la communication primitive entre les deux organes, on le rencontrerait chez tous les animaux pourvus d'une vésicule ombilicale, et qu'on ne le trouverait que chez ceux qui en sont munis, ce qui n'a pas lieu; 2.°, que, dans les oiseaux, le canal vitellin va gagner l'iléon, et que la plupart d'entre eux offrent, durant toute la vie, des traces de cette union dans une petite bosselure qui se remarque à la surface de leur iléon, en outre de leur cœcum, lequel est même double la plupart du temps. Il soutient donc que chez l'homme, la vésicule ombilicale communique avec le canal intestinal dans le même endroit que chez les oiseaux, c'est-à-dire, vers la fin de l'iléon, et il considère comme des traces de cette connexion, non seulement les conduits qu'on voit quelquefois se rendre à l'ombilic avec les vaisseaux omphalo-mésentériques, mais encore les diverticules, qu'il n'est pas rare de rencontrer à la partie inférieure de l'iléon, qui ne sont à ses yeux que le produit d'un retard de développement, et qui peuvent devenir la source de funestes étranglements internes, comme on en connaît divers exemples, un entre autres rapporté, il y a quelques années, par Regnault.

La situation du canal intestinal varie beaucoup aux différentes époques de la vie du fœtus. Quoiqu'il naisse de la colonne vertébrale, et qu'il soit d'abord tout-à-fait droit, on ne peut douter qu'à une époque plus avancée, laquelle cependant est encore très-voisine du moment de l'origine, par rapport à la vie entière du fœtus, il ne soit bien plus éloigné de cette disposition qu'il ne le sera dans la suite. En effet, il sort de la cavité abdominale dans l'endroit qui doit devenir plus tard le nombril, et, passant par l'ouverture qui s'y remarque, va s'engager dans le cordon ombilical. Oken et Meckel ont tiré le plus heureux parti de cette belle observation pour établir la théorie de la hernie ombilicale, qu'ils considèrent comme un vice congénial de développement: doctrine à l'appui de laquelle vient l'absence des téguments du bas-ventre qu'on remarque durant les premiers jours de l'existence du poulet, dans l'œuf soumis à l'incubation.

Cette même observation démontre encore qu'il n'est pas vrai que le canal se forme dans le bas-ventre par une expansion de la vésicule ombilicale, comme Oken l'a prétendu; mais, au contraire, qu'il est tiré par elle hors de cette cavité, et qu'il se développe dans le cordon. On ne voit saillir d'abord qu'une petite portion repliée sur elle-même, à angle aigu, et du sommet de laquelle naît le filament de communication avec la vésicule. L'intestin est alors fort court ; mais peu à peu il grandit et forme des circonvolutions arrondies ; l'angle s'émousse d'abord, puis se convertit en une arcade. A l'époque où paraissent les premières circonvolutions, on voit naître le cœcum, au côté inférieur de l'angle, sous la forme d'un petit tubercule dont l'extrémité regarde en bas. Ainsi le cœcum est renfermé d'abord dans le cordon ombilical, mais il ne forme jamais la partie la plus antérieure du paquet intestinal qui s'y trouve logé. Le colon, qui lui fait suite, se dirige, comme avant son apparition, directement en arrière, et, parvenu dans le bas-ventre, se contourne en devant et en bas, pour gagner le bassin, dont il parcourt la hauteur en ligne droite jusqu'à l'anus. Peu à peu, les circonvolutions se rapprochent, la portion herniée se convertit en un peloton arrondi, situé immédiatement au devant de l'ouverture ombilicale : celle-ci se rétrécit, et la cavité du cordon qui renferme la portion herniée de l'intestin se trouve séparée de l'abdominale par un rétrécissement plus prononcé. Insensiblement, le canal rentre dans le bas-ventre, de telle sorte, que le colon s'y engage le premier, et l'intestin grêle après lui.

La situation du canal intestinal n'est pas encore constante, après même qu'il a rentré complètement dans le bas-ventre, et il en change peu à peu avant d'acquérir celle qu'il doit conserver pendant toute la vie. Le commencement du colon est placé d'abord, dans la huitième semaine, au milieu de l'abdomen, devant l'intestin grêle. De là il se porte un peu en haut, puis il descend un peu au-devant et le long du rein gauche. Peu à peu il change, de manière qu'on le trouve, à trois mois, au milieu de l'abdomen; à quatre, près de l'extrémité supérieure du rein droit; à cinq, près de l'extrémité inférieure de cet organe; et à sept seulement, dans l'endroit où il doit toujours rester. On voit, d'après cela, qu'il n'existe d'abord que le colon descendant et une très-petite portion du colon ascendant et transverse. Cependant la distinction entre ces deux derniers est indiquée déjà de bonne heure, car le commencement du colon, la portion qui se détache du cœcum, monte plus directement que la suivante, qui représente le colon transverse; mais le colon ascendant et le colon transverse s'unissent l'un à l'autre sous un angle plus obtus qu'il ne doit rester chez l'adulte. D'abord le colon entier paraît sous la forme d'un grand arc tendu de droite à gauche et courbé de bas en haut, puis de haut en bas. Peu à peu, à mesure que le canal intestinal se prolonge dans toute la cavité de l'abdomen, il commence à décrire plusieurs courbures. Celles-ci se manifestent seulement dans la portion descendante, qui est proportionnellement la plus longue, mais surtout aux extrémités supérieure et inférieure, où on en remarque souvent plusieurs. A mesure que le cœcum descend et que le colon transverse augmente de volume, celui-ci commence aussi à présenter des courbures; on en remarque surtout presque toujours une très-considérable qui se dirige de haut en bas. Dans le même temps que le colon change ainsi de position, on observe des changements correspondants dans la manière dont il est fixé. Le méso-colon gauche, qui, plus tard, repose immédiatement sur le rein gauche, est surtout plus considérable; il naît du milieu de la colonne vertébrale, pendant que l'intestin descend en dehors, du côté du rein. Le méso-colon droit est plus court, et se continue immédiatement avec le mésentère, sans s'attacher à la colonne vertébrale. Les deux méso-colons droit et gauche se raccourcissent de haut en bas; le gauche seul demeure encore un peu considérable à sa partie inférieure; mais dès le sixième mois, il est tellement court, que le colon descendant adhère complètement au rein. Quant au méso-colon iliaque, il présente encore de grandes dimensions dans le fœtus à terme, de sorte que l'*S* du colon est incliné bien davantage à droite, et beaucoup plus considérable, ce qui dépend sans contredit de l'étroitesse du bassin, du peu d'ampleur de la cavité abdominale et du volume énorme du foie.

De ce qui précède, il suit, contre l'opinion généralement reçue, que le canal intestinal est beaucoup plus court, eu égard à la longueur totale du corps, dans le fœtus que dans l'adulte; mais cela n'est vrai que pour les périodes éloignées du terme de la naissance; car, à mesure que le fœtus devient viable, son canal intestinal devient au contraire plus long que chez l'adulte, non-seulement dans la portion grêle, mais encore dans la grosse. Durant les premiers temps, le gros intestin est aussi beaucoup plus court, proportionnellement au corps, mais jamais il ne l'est autant que le grêle, ce qui s'explique aisément par cette circonstance, que le gros intestin est d'autant plus long, eu égard au grêle, que l'embryon est plus jeune, tandis que l'intestin grêle, est, dans la même proportion, plus court, relativement au corps. On peut donc établir en règle que le canal intestinal, considéré dans son entier, est proportionnellement plus court durant les premiers temps de la vie, mais que peu à peu il s'allonge de manière à devenir beaucoup plus long, en proportion du corps, chez le fœtus à terme, et qu'ensuite il se raccourcit de nouveau. Il est constant, en outre, que le rapport entre le gros intestin et le grêle ne demeure pas le même dans tout le cours de la vie, et, en particulier, que plus on examine le canal intestinal de bonne heure, plus le gros intestin est long par rapport au grêle. A l'époque de la première apparition du cœcum, le gros intestin, sans même y comprendre ce dernier, est presque de moitié plus long que le grêle: peu à peu s'établit le rapport de six à un qui doit subsister pendant toute la vie, et qu'on n'observe qu'au sixième mois. Ces particularités sont importantes à noter, parce qu'il n'est pas sans vraisemblance qu'elles tiennent immédiatement à celles qui surviennent dans le besoin d'alimentation aux diverses époques de la vie. En effet, le canal intestinal demeure court, tant que le nouvel être ne tire pas encore sa nourriture du dehors par la bouche, et que lui-même ne contribue point à la formation de la substance réparatrice; mais il grandit d'une manière insensible vers l'époque où il doit entrer en jeu, et lorsque le besoin de préparer des substances nouvelles, en raison de l'accroissement rapide du corps, se fait plus vivement sentir qu'il ne doit l'être dans la suite, la longueur du tube surpasse aussi de beaucoup celle qu'il présente dans des temps plus reculés. Il ne serait pas impossible non plus que le développement des valvules de Kerckring, qui n'est complet qu'après la naissance, prît quelque part à cette différence qu'on observe entre le fœtus à terme, ou l'enfant et l'adulte, par rapport à la longueur du canal intestinal.

L'ampleur du canal intestinal varie tout comme sa longueur. Elle diffère aux diverses époques de la vie, quant au rapport qui existe entre elle et la longueur totale, et quant au diamètre proportionnel de l'intestin grêle et du gros.

On peut poser en principe, sous le premier point de vue, que, durant les premiers temps de la vie du fœtus, le canal se trouve à une époque plus avancée de la gestation, et que, dans le cours de cette dernière période, il est même proportionnellement plus étroit qu'il ne le sera un jour chez l'adulte.

Quant au second point de vue, on ne peut guère douter que le canal intestinal n'ait d'abord une égale ampleur partout, mais qu'à mesure que la quantité du méconium augmente, il ne se dilate insensiblement de haut en bas, de sorte que le commencement de l'intestin grêle surpasse de beaucoup le reste de cet intestin et le gros lui-même en capacité, sans cependant que la fin du premier soit jamais plus large que le commencement du second. Il vient ensuite une époque où les deux intestins sont à peu près aussi amples l'un que l'autre, jusqu'à ce qu'enfin, dans les derniers mois de la grossesse, le gros intestin reprenne plus d'ampleur, quoique chez le fœtus à terme il n'en ait pas encore, proportion gardée, autant à beaucoup près que chez l'adulte.

A l'égard des villosités, elles paraissent de fort bonne heure, mais passent aussi par plusieurs degrés d'évolution qui méritent d'être notés. On commence à les apercevoir, vers le commencement du troisième mois, quoiqu'alors on ne les reconnaisse pas de suite pour ce qu'elles sont réellement. En effet, la face interne de l'intestin offre des plis longitudinaux et serrés les uns contre les autres, dont le bord libre est tailladé; le nombre de ces plis augmente ainsi que la profondeur et la quantité des taillades, de manière qu'à la fin du quatrième mois, quelquefois même plus tôt, au lieu de simples plis longitudinaux, on trouve une multitude de petites élévations, disposées sans régularité, qui représentent les villosités. Ces villosités sont d'abord bien plus répandues qu'elles ne le seront dans la suite, car on en rencontre partout jusqu'au septième mois. Peut-être commencent-elles par être également volumineuses et nombreuses sur tous les points; mais, à trois mois, elles sont déjà bien moins prononcées dans le gros intestin, quoiqu'elles y soient encore aussi multipliées et aussi rapprochées que dans l'intestin grêle; à quatre mois, non-seulemeut on en compte moins, mais elles sont devenues plus petites et moins coniques. Cette disposition va toujours croissant, jusqu'à ce qu'au septième mois, on ne trouve plus, à la place des villosités, que des plis longitudinaux très-peu saillants, hachés superficiellement, et qui couvrent d'inégalités la surface interne du gros intestin.

Les valvules conniventes se manifestent beaucoup plus tard que les villosités. On n'en trouve pas la moindre trace jusque vers le septième mois à peu près. Alors elles paraissent sous la forme de faibles élévations, qui s'effacent avec beaucoup de facilité quand on tend un peu le canal. Elles sont encore fort peu marquées dans le fœtus à terme.

III. Les vices de conformation du canal intestinal sont nombreux, et méritent qu'on les signale.

On voit quelquefois, dans l'acéphalie complète, l'intestin grêle manquer, soit seulement en partie, soit même en totalité. Quant au gros intestin, il est rare d'en observer l'absence totale; mais on voit assez souvent manquer, soit son origine, ce qui fait qu'il existe une lacune entre lui et l'intestin grêle, soit son extrémité inférieure, de sorte qu'il ne s'étend pas jusqu'à l'anus. Dans ce dernier cas, si le rectum ne finit pas en cul-de-sac, il s'ouvre, soit dans le vagin, soit dans la vessie ou l'urètre.

Le diamètre du canal peut être diminué jusqu'au point même de produire une occlusion complète. Cette oblitération est plus fréquente au voisinage de l'anus que partout ailleurs. On l'observe rarement sur la limite de l'intestin grêle et du gros, plus rarement encore dans l'intestin grêle, surtout au voisinage de l'estomac.

Le canal intestinal peut n'avoir pas obéi aux lois de son évolution, qui veulent qu'il rentre dans l'abdomen; faisant alors saillie à l'ombilic, il constitue la hernie ombilicale congéniale.

Nous avons vu plus haut qu'il se conserve quelquefois des traces de son union avec la vésicule ombilicale. Alors, tantôt on rencontre un canal qui de l'iléon se porte au nombril; tantôt cet intestin ne montre qu'un appendice digitiforme, plus ou moins long, et libre ou adhérent à son sommet, qu'on désigne sous le nom de diverticule.

IV. Les intestins, uniquement destinés en apparence à l'expulsion des matières fécales, n'ont pendant fort long-temps été considérés, dans l'état de maladie, que comme des conduits plus ou moins sales, plus ou moins remplis de matières âcres, irritantes, et dont les vapeurs s'élevaient, disait-on, au cerveau. Cet état s'appelait turgescence, saburre, saleté, embarras intestinal. On réduisait leurs maladies à deux : 1°, la plus grande fréquence, la surabondance des déjections, la rétention, la rareté, la ténuité de ces mêmes déjections, en deux mots, la diarrhée et la constipation ; quand du sang se joignait aux matières rendues dans la première, on lui donnait le nom de dyssenterie, et celui de choléra, quand le vomissement accompagnait les déjections : étaient-ce, au contraire, des aliments à moitié digérés, à peine altérés, c'était la lientérie ; le flux cocliaque, quand les matières paraissaient chyleuses ; le flux hépatique, quand elles ressemblaient à de la lavure de viande, et lorsque leur sortie n'était pas accompagnée de douleur, le méloena ; quand, au lieu du sang rouge, c'était du sang noir qui était rendu par l'anus, les douleurs qui paraissaient avoir leur siège dans les intestins, étaient appelées coliques ; iléus, quand les matières fécales étaient rendues par la bouche ; miséréré, lorsqu'elles étaient atroces ; on donnait le nom de ténesme au sentiment de tension douloureuse rapporté à l'anus. On ajoutait à cette nomenclature la présence des vers, la tympanite intestinale ou physentérie, les hernies et l'étranglement intestinal, les hémorrhoïdes, la proctalgie, douleur fixe ou périodique de l'anus, la proctoptose ou chute de l'anus, le volvunus ou invagination d'une portion d'intestin dans une autre, et enfin l'entérite, ou l'inflammation des intestins. De la connaissance approfondie de cette dernière, on est arrivé à savoir qu'à l'exception des dérangements mécaniques, toutes les affections des intestins dont nous venons de parler appartiennent directement ou indirectement à l'irritation, à l'inflammation de ces viscères; que l'ulcération, le squirrhe, le cancer intestinal lui-même est une suite de l'entérite: il faut excepter la paralysie, effet de la cessation de l'influence nerveuse sur les intestins, et qui, n'étant qu'un résultat toujours secondaire de l'état morbide de l'encéphale et de la moëlle du rachis, sera étudiée avec les affections dont elle est le symptôme. C'est ainsi qu'on a su le véritable rôle que jouent les intestins dans la production des fièvres, et surtout les fièvres gastrique, muqueuse, adynamique et ataxique.

V. Lorsque les plaies pénétrantes de l'abdomen sont compliquées de l'issue des intestins au dehors, la première indication qui se présente consiste à réduire ces viscères. Sont-ils sains, et la solution de continuité est-elle assez large pour permettre leur rentrée, il faut les repousser sans retard. Le taxis n'est pas alors difficile : il suffit pour l'exécuter de presser alternativement les intestins avec les doigts indicateurs des deux mains, humectés avec de l'eau tiède ou de l'huile, et de faire rentrer les premières les parties qui sont sorties les dernières. Le doigt de la main droite va en quelque sorte les chercher, et les amène à l'ouverture dans laquelle celui de la main gauche les précipite et les retient en les accompagnant jusque dans le ventre. Cette dernière précaution est utile, afin de ne pas prendre pour une réduction le passage des viscères entre quelques-uns des feuillets aponévrotiques ou charnus qui composent la paroi abdominale. Lorsque l'intestin et l'épiploon sont sortis en même temps, c'est toujours par ce dernier qu'il faut terminer l'opération, parce que, dans le ventre, il est placé devant l'autre et le recouvre.

Diverses circonstances peuvent, dans les cas qui nous occupent, rendre impossible l'exécution du taxis. Parmi elles, l'étranglement de l'intestin est la plus fréquente. Il dépend, soit du peu d'étendue de la plaie, soit du développement des viscères au dehors, et de leur distention par des matières gazeuses ou autres, soit enfin de ces deux causes réunies. Les solutions de continuité les plus étroites suffisent quelquefois pour donner issue à des paquets intestinaux très-considérables. Il suffit pour cela que le sujet continue de se mouvoir et de faire des efforts après la blessure. On voit alors l'intestin, poussé vers la plaie, s'engager, se filer en quelque sorte à travers son ouverture, et s'épanouir au dehors en une masse volumineuse. Le contact de l'air, celui des vêtements, la compression exercée sur le pédicule de la tumeur, tout concourt alors à produire des accidents graves. Les parois intestinales irritées rougissent, se gorgent de sang et se tuméfient; leur couleur devient bientôt brunâtre; le malade éprouve des nausées, des hoquets, des vomissements, des douleurs abdominales violentes et qui brisent les forces; enfin, tous les accidents des hernies étranglées ne tardent pas à se manifester. Si de douces pressions exercées avec ménagement sur les intestins, si l'action d'en tirer de nouvelles parties au-dehors, afin d'étendre les matières qu'ils contiennent, ne suffisent pas pour les affaisser et pour faire rentrer les gaz qui les distendent, il faut recourir sans hésiter à l'agrandissement de la plaie faite aux parois abdominales. Le chirurgien ne doit perdre son temps ni à des fomentations, ni à des pansements qui auraient pour objet de remédier à l'engorgement ou à la phlogose de l'intestin déplacé. Les piqûres, conseillées par la plupart des chirurgiens, afin de donner issue aux gaz renfermés dans la tumeur, et pour l'exécution desquelles on a employé tantôt des aiguilles plus ou moins volumineuses, tantôt de petits trois-quarts à hydrocèle, constituent un des moyens les plus barbares dont une chirurgie encore au berceau ait pu consacrer l'emploi. Si quelque chose doit étonner, c'est que, copiant leurs prédécesseurs, des praticiens de nos jours osent encore décrire de semblables opérations. Qui ne voit, en effet, que piquer l'intestin dans un ou plusieurs endroits, c'est l'irriter avec violence, et y préparer le développement des inflammations les plus violentes? Ces piqûres, d'ailleurs, seront inutiles, si la plaie est très-resserrée, car elle ne permettra pas même aux parois affaissées du canal intestinal de rentrer librement: il faudra recourir encore à l'incision, qui eût dès le premier instant levé tous les obstacles. Aussitôt que l'on éprouve des difficultés notables à repousser au-dedans les intestins échappés de la cavité péritonéale, il faut donc diriger constamment les instruments chirurgicaux sur la plaie qui leur a donné passage, afin de l'agrandir.

Plusieurs procédés peuvent servir à la pratique de cette opération, toujours importante et quelquefois fort délicate. Dans tous les cas, l'incision doit être dirigée en haut, afin qu'étendue vers les régions les moins exposées aux hernies, elle ne soit pas aussi facilement suivie du déplacement ultérieur des viscères abdominaux. Il importe, par la même raison, de borner le débridement à l'étendue qui est rigoureusement nécessaire pour opérer la réduction : tout ce qui excèderait ce terme, affaiblirait en pure perte la paroi abdominale. Lorsque les plaies sont au voisinage de l'ombilic, de la ligne blanche ou du trajet des gros vaisseaux, on doit éloigner l'instrument tranchant de ces parties, dont les divisions se cicatrisent difficilement, ou donnent lieu à des hémorragies dangereuses. Enfin, le ligament suspenseur du foie contenant la veine ombilicale, qui n'est pas toujours oblitérée, même chez les sujets adultes, il est indispensable d'en éviter la lésion, à laquelle ont succédé des épanchements sanguins suivis de la mort.

Ces règles étant présentes à l'esprit du chirurgien, il doit faire coucher le sujet du côté opposé à la blessure, les muscles abdominaux dans un état de relâchement complet, et le corps dans la situation la plus tranquille. Le paquet intestinal est alors abaissé de manière à découvrir la partie supérieure de la plaie, et on le maintient dans cette situation en appliquant sur lui la face dorsale de la main gauche. Alors une sonde cannelée mousse, lisse et légèrement recourbée du côté de sa rainure, doit être glissée avec précaution entre les intestins et la paroi abdominale. Lorsqu'elle a pénétré assez profondément, il convient d'en porter la plaque à droite et à gauche en même temps qu'elle est abaissée et fixée dans la paume de la main gauche avec le pouce de cette main. Ces mouvements ont pour objet d'éloigner les intestins de la cannelure, d'appliquer celle-ci immédiatement aux parties à diviser. Le chirurgien saisit alors un bistouri droit ordinaire, et le portant le long de la sonde, en l'inclinant assez pour que sa pointe ne puisse abandonner le fond de la gouttière de celle-ci, il exécute un débridement aussi étendu qu'il le juge convenable. Les instruments étant retirés, le doigt porté dans la plaie, juge de ses dimensions, et s'assure qu'il n'existe plus d'obstacle à la réduction. S'il en était autrement, la sonde glissée sous les autres brides, les livrerait successivement à l'action du bistouri.

On peut facilement substituer aux instruments qui viennent d'être indiqués, le bistouri concave et boutonné de Pott, ou celui de Cooper. L'extrémité mousse et arrondie de cet instrument, guidé par le doigt indicateur de la main gauche, étant introduite dans la plaie, ouvre un passage au tranchant avec lequel on incise les parties. Le bistouri caché de Bienaise, le bistouri gastrique de Morand, la sonde ailée de Méry, dont on a fait autrefois usage dans ces circonstances, sont aujourd'hui tombés en désuétude, et complètement oubliés.

Si même on manquait de tout autre instrument que d'un bistouri droit ordinaire, ainsi que cela est arrivé, il ne faudrait pas abandonner le blessé au danger inévitable de sa situation. Les intestins doivent être abaissés avec la main gauche, qui les embrasse, et dont le doigt indicateur est étendu jusqu'à la plaie abdominale, contre laquelle son ongle appuie, en recouvrant les viscères et en les séparant autant que possible du bord supérieur de la solution de continuité abdominale. Alors, avec le bistouri porté sur ce conducteur, on coupe successivement et lentement la peau, les aponévroses et les fibres charnues qui étreignent les viscères. Le doigt indicateur gauche pénètre à mesure dans la plaie, et précède, en la guidant, la pointe de l'instrument tranchant. Nous avons exécuté cette opération sans éprouver de trop grandes difficultés. Assez souvent, il suffit de diviser les parties les plus résistantes de la paroi abdominale, et, parvenu au péritoine, on n'éprouve plus de difficultés pour réduire les viscères. Cependant, si cette membrane était épaisse et résistante, si elle s'opposait à la rentrée de l'intestin, il n'y aurait ni inconvénient ni danger à l'inciser à son tour; on doit enfin, dans le débridement des plaies abdominales, ménager les parties intérieures plus que les téguments, afin que la réunion soit ensuite plus facile à opérer.

Lorsque les intestins ont séjourné pendant vingt-quatre ou trente-six heures au-dehors, ils commencent à contracter avec les bords de l'ouverture qu'ils ont franchie, des adhérences plus ou moins intimes. Si ces liens sont récents et encore peu solides, il n'y a nul inconvénient à les déchirer, à débrider et à réduire. Si l'adhésion présente des caractères opposés, et que l'étranglement nécessite l'agrandissement de la plaie, il faut, comme dans les cas d'hernies, ouvrir l'intestin et débrider avec ménagement par sa cavité. Dans le cas contraire, aucune opération n'étant indiquée, les intestins adhérents doivent être laissés au-dehors. On les voit bientôt se couvrir de bourgeons celluleux et vasculaires, et ensuite d'une cicatricule mince, rougeâtre et peu résistante, que l'on est obligé de soutenir au moyen d'un bandage ou d'une ceinture élastique à pelote concave.

Dans les cas ordinaires, si les parois intestinales sont saines ou seulement phlogosées, fortement injectées et brunâtres, rien ne peut en contre-indiquer la prompte réduction. Mais lorsqu'elles sont flétries, ridées et couvertes de taches grisâtres plus ou moins étendues et multipliées, il convient de retenir au-dehors toute la portion altérée, en passant à travers le mésentère un fil qui ne lui permette pas de rentrer entièrement dans le ventre.

Des adhérences la fixent bientôt dans cette situation; les escarres se détachent; une partie des matières stercorales s'écoule au-dehors pendant quelque temps, et la guérison s'opère enfin par la retraite graduelle et la cicatrisation de l'intestin. Si la tache gangreneuse est unique et fort peu étendue, on pourrait, après avoir passé dans le mésentère le fil dont il s'agit, réduire l'organe, en retenant sa portion affectée près de l'orifice interne de la plaie abdominale. Cette méthode de traitement est incontestablement la plus sûre dans de pareils cas, car bien que des adhérences organisées autour des escarres préviennent ordinairement l'épanchement des liquides stercoraux dans la cavité péritonéale, il se peut cependant que ces escarres se détachent tout-à-coup par une cause imprévue, avant que la nature ait exécuté son travail, et que les matières, si elles ne trouvent pas à se porter au-dehors, se répandent sur le péritoine, et y déterminent une inflammation mortelle. On soumettrait les malades à cette chance terrible, si l'on imitait la pratique de quelques chirurgiens anglais, qui réduisent sans précaution et qui abandonnent à elles-mêmes, dans le ventre, les portions intestinales maculées par des escarres gangreneuses peu étendues.

Les anciens, après la rentrée des viscères déplacés, agitaient le malade afin de rendre à chaque organe sa situation normale. Mais cette pratique, inutile en elle-même, n'est propre qu'à exciter de la douleur, à occasionner des froissements douloureux entre les tissus déjà irrités, et à provoquer les inflammations les plus graves. On se contente actuellement de réunir les bords de la plaie abdominale, si les intestins réduits étaient dans l'état sain, ou de rapprocher médiocrement ces bords, lorsqu'on a lieu de craindre que des liquides ou des matières stercorales ne doivent se porter au dehors. Les autres moyens à employer sont ceux qui conviennent dans toutes les plaies graves des organes abdominaux.

Les intestins, imparfaitement protégés par les parois antérieures et latérales du ventre contre l'atteinte des corps extérieurs, sont assez fréquemment le siège de divisions plus ou moins étendues. Lorsque cet accident a lieu, ou les parties blessées demeurent contenues dans l'abdomen, ou elles sortent à travers les plaies faites à l'enceinte de cette cavité. Les accidents ne sont pas semblables, et la conduite du chirurgien doit être différente, dans l'une et l'autre de ces circonstances. Les organes blessés, en effet, ne paraissent-ils pas au dehors, on ne peut acquérir la connaissance de leur lésion, qu'en examinant la direction de la plaie, en se faisant rendre compte de la force avec laquelle l'instrument vulnérant a été poussé, enfin, en comparant la forme de ce dernier avec les dimensions de la solution de continuité. Les présomptions fournies par les notions de ce genre se convertissent en certitude, lorsque le sujet rend du sang, soit par les vomissements, soit par les selles, ou mieux encore, lorsque des matières alimentaires muqueuses, bilieuses ou stercorales sortent par la plaie. Quelquefois on voit s'écouler à travers celle-ci les substances alimentaires ou les liquides ingérés, et, chez quelques sujets, la matière des lavements qu'on leur administre. Dans le premier cas, on peut prononcer que c'est la partie supérieure du canal digestif qui est blessée ; il est évident, dans l'autre, que la division affecte le rectum ou l'une des autres portions du gros intestin. On a voulu présenter comme un signe presque pathognomonique des lésions intestinales cette douleur profonde accompagnée de perte subite des forces que ressentent certains sujets. Mais cette sensation pénible, aussi bien que l'anxiété et la tendance au découragement que l'on observe assez souvent alors, peuvent dépendre de la blessure de tous les autres viscères abdominaux aussi bien que de celle des intestins.

Quoi qu'il en soit, les blessures cachées ou internes du canal digestif sont constamment très-dangereuses. Par l'ouverture des intestins s'épanchent souvent des matières bilieuses ou stercorales liquides, qui sont peut-être de toutes les substances les plus irritantes pour les membranes séreuses, et les plus propres, par conséquent, à provoquer des péritonites violentes. Toutefois, la pression des parois abdominales, qui ne laissent aucun vide dans le ventre, et qui pousse toujours les viscères les uns contre les autres, s'oppose jusqu'à un certain point à la formation de ces épanchements. Lorsque la blessure de l'intestin est fort peu étendue, elle ne donne elle-même issue qu'à de très-petites quantités de matières; et ces deux causes réunies suffisent quelquefois pour que l'inflammation adhésive, rapidement développée, prévienne toute espèce d'épanchement ou le circonscrive, et borne son action à une très-petite étendue. C'est ainsi que des coups d'épée, et même des coups de feu à travers l'abdomen, ont pu guérir sans occasionner d'accidents graves. On conçoit, toutefois, que ces circonstances heureuses sont assez rarement réunies, et que la mort est la suite la plus ordinaire de semblables lésions. Les piqûres sont alors moins dangereuses que les incisions, et celles-ci moins encore que les plaies faites par les balles ou les autres corps que la poudre à canon met en mouvement. Quant aux dilacérations intestinales produites par les pressions très-violentes exercées sur le ventre, et telles que peuvent en déterminer une roue de voiture ou d'autres causes du même genre, ces blessures, dans lesquelles les téguments sont assez souvent respectés, permettent rarement aux sujets de survivre. L'inflammation violente qui leur succède serait par elle-même une cause plus que suffisante de la mort, si elle n'était encore augmentée par l'épanchement des matières stercorales dans la cavité du péritoine.

Quelle que soit la gravité de la situation du sujet dont le canal intestinal est divisé au-dedans du ventre, la chirurgie ne peut combattre cet état que par des moyens propres sans doute à diminuer la violence des accidents, et à maintenir le calme dans l'économie, mais qui sont insuffisants pour remédier directement aux désordres produits par la blessure. Les efforts de la nature peuvent seuls opérer la guérison. Le praticien ira-t-il, en effet, agrandir alors la plaie extérieure, et dévider pour ainsi dire le tube digestif, afin de découvrir et d'attirer au-dehors celle de ses parties qui est blessée? Une opération aussi cruelle ne serait-elle pas infiniment plus nuisible qu'utile? La pénétration de l'air dans la cavité du péritoine, le froissement des intestins, peut-être la formation de l'épanchement que l'on voulait éviter, ne seraient-ils pas alors les causes inévitables d'une inflammation mortelle? Il faut donc se borner aux soins généraux et locaux dont il sera question plus bas.

L'intestin divisé est-il sorti de l'abdomen, d'autres indications se présentent à remplir, et d'autres procédés opératoires doivent être mis en usage. Lorsque la division est fort peu étendue, et ne dépasse pas deux à trois lignes, on peut l'abandonner à elle-même, et réduire l'organe après avoir passé dans le mésentère un fil qui retienne la partie blessée au voisinage de la plaie extérieure. La tuméfaction légère qui survient bientôt oblitère en grande partie une solution de continuité aussi petite, et les adhérences que contractent ses bords avec les parties voisines suffisent pour prévenir un épanchement qui, s'il tendait à se former, se porterait, dans tous les cas, au-dehors. Mais, malgré la promptitude et les heureux effets du travail de la nature dans ces occasions, il serait cependant peu convenable de s'y confier, lorsque la solution de continuité a quatre lignes ou plus d'étendue. Alors la nature est nécessaire, moins, il est vrai, afin de réunir immédiatement les lèvres de la plaie, que pour les mettre en contact, et pour s'opposer à la sortie des matières stercorales, jusqu'à ce que des adhérences solides les aient fixées aux parties voisines du péritoine.

La suture du pelletier, ou à surjet, est celle que l'on a le plus anciennement pratiquée dans ces occasions. Pour l'exécuter, on rapproche les deux bords de la plaie, et, avec une aiguille ordinaire, on fait sur eux, en les perçant toujours du même côté, une quantité de points proportionnés à leur étendue. Le fil décrit ainsi une spirale plus ou moins longue, et ses extrémités, retenues au dehors, servent à maintenir l'intestin au voisinage de la solution de continuité extérieure, après qu'on l'a fait rentrer dans le ventre. Ledran proposa de substituer à ce procédé la suture dite à anses, et qui consiste à traverser les deux lèvres de la plaie d'autant de fils séparés que l'on juge de points nécessaires. Les bouts de ces fils qui correspondent à chaque côté de la plaie sont noués entre eux, et les deux faisceaux opposés étant réunis et tordus ensemble, les deux bords de la division sont rapprochés en même temps qu'elle éprouve un froncement qui diminue son étendue. Le faisceau unique, formé de toutes les anses des fils, est retenu audehors après la réduction de l'organe blessé. Bertrandi paraît avoir enfin décrit le premier une espèce de suture dite à points passés, et que l'on pratique en faisant passer successivement l'aiguille d'un côté à l'autre de la division intestinale, sans que le jet du fil recouvre jamais les bords de celle-ci.

Tels sont les trois procédés principaux suivant lesquels on peut opérer l'entéroraphie. Il convient alors de ne pas multiplier outre mesure les points d'aiguille, et pour cela on doit les placer à deux lignes, soit les uns des autres, soit des angles de la plaie. L'instrument doit toujours marcher obliquement dans l'épaisseur des lèvres de celle-ci, dont un aide soutient une des extrémités, tandis que le chirurgien fixe l'autre avec sa main gauche. Enfin, l'on prévient la section trop prompte que le fil pourrait opérer, en perçant toujours les parois intestinales, à une ligne environ du bord libre de la solution de continuité. Des trois espèces de sutures qui ont été précédemment décrites, la première, ou celle du pelletier, présente le grave inconvénient que les jets du fil, en passant sur la plaie, s'opposent à la prompte adhérence de celle-ci avec le péritoine. Ce fil, d'ailleurs, à raison de la spirale qu'il décrit, ne saurait être retiré sans tirailler les parties de manière, soit à détruire leurs adhérences, soit à couper les portions d'intestin qu'il embrasse, et que l'inflammation a rendues plus faciles à se déchirer. Dans la suture à anses, les fils sont encore interposés entre les lèvres de la plaie et le péritoine, de manière à diminuer l'intimité de leur union; et le froncement de l'intestin rétrécit souvent alors la cavité de cet organe, gêne le cours des matières fécales, ou même favorise leur suintement dans le péritoine. Aucun de ces inconvénients n'existe dans la suture à points passés: elle laisse les bords de la plaie libres, saillants, dirigés d'eux-mêmes vers le péritoine, avec lequel rien ne trouble leur union; le fil qui les unit décrit une ligne presque droite, qui permet de le retirer avec facilité; enfin, la cavité intestinale conserve toute son étendue, et ses fonctions n'éprouvent aucun obstacle mécanique. Ces avantages doivent constamment la faire préférer aux deux autres procédés, qui servent à remplir les mêmes indications.

Six jours environ suffisent pour que l'intestin blessé ait contracté de solides adhérences avec les parties du péritoine avec lesquelles il a été mis en contact. A cette époque, le fil qui a servi à la suture devient inutile, et peut même occasionner une irritation vive dans les parties. On doit donc procéder à son extraction. Pour cela, on coupe une de ses extrémités, le plus près possible de la plaie, et l'on tire avec ménagement sur l'autre, avec la main gauche, en même temps que les doigts de l'autre main soutiennent les lèvres de la solution de continuité, et préviennent les tiraillements que pourraient éprouver les tissus nouvellement unis. La plaie est alors redevenue simple, et doit être traitée comme telle.

Ces procédés conviennent, et dans les plaies longitudinales des intestins, et dans celles qui ne divisent pas les trois quarts de la circonférence de ces organes. Mais, lorsque le tube intestinal est complètement coupé en travers, ou que, frappé de gangrène, on en a retranché une portion plus ou moins grande, les chirurgiens ont pratiqué d'autres opérations. C'est encore ici le lieu de déplorer cet esprit de routine qui conserve et préconise les moyens les moins rationnels, par cela seul qu'ils sont anciens, et que nos prédécesseurs les ont employés. L'invagination recommandée dans les blessures transversales du canal alimentaire, soit qu'on l'exécute comme les quatre maîtres et Duverger, et Sabatier, Ritch, Chopard et Desault, Boyer et la plupart des praticiens, en soutenant les parois intestinales au moyen d'une portion du tube introduite dans la cavité qu'elles forment, soit qu'à l'exemple de Ramdohr on l'opère sans faire usage d'aucun corps étranger; l'invagination, disons-nous, est un procédé vicieux, un véritable quitte ou double, dont l'emploi peut procurer une guérison rapide, mais qui est plus fréquemment encore suivi d'une mort précipitée. Dans l'état actuel de la chirurgie, avec les moyens que nous possédons de guérir consécutivement l'anus anormal, il est de beaucoup préférable de recourir à l'établissement de ce dernier. En adoptant ce parti, le sujet peut se rétablir plus lentement, mais au moins il n'est exposé ni à une inflammation intestinale dangereuse, ni à une péritonite violente, ni à un épanchement stercoral presque constamment funeste.

Comme les divers procédés relatifs à l'invagination ne sont point encore généralement proscrits, il convient de les indiquer sommairement ici. Avant d'exécuter aucun d'eux, il est indispensable de distinguer d'abord de l'autre le bout gastrique du canal intestinal. Ni les mouvements péristaltiques de l'organe, ni la quantité de matière qui sort de chacune de ses extrémités ne fournissent de signes assurés à cet égard; il faut, afin d'éviter toute erreur, faire prendre au sujet une ou deux onces de sirop de violettes ou d'huile d'amandes douces, et observer attentivement par quel bout sort l'un ou l'autre de ces liquides qui présentent alors l'avantage d'agir comme de doux laxatifs, et de débarrasser la partie supérieure du canal alimentaire. Veut-on ensuite faire usage d'une canule susceptible de soutenir les parois intestinales? au morceau de trachée-artère de veau que l'on a employé d'abord, il convient de substituer une carte roulée et collée à ses extrémités, de manière à former un cylindre, qu'on fait tremper dans l'essence de térébenthine, et ensuite dans l'huile d'olive, afin de le rendre moins altérable à la chaleur et à l'humidité. Un fil ciré, long d'une demi-aune, doit être placé à la partie moyenne de ce cylindre, et fixé de façon, à l'aide de deux points d'aiguille, que ses bouts sortent aux extrémités de l'un des diamètres du tube, et que son milieu passe en dehors de l'instrument, et laisse sa cavité parfaitement libre. Ces préparatifs étant terminés, la carte est introduite dans le bout supérieur de l'intestin, que l'on fixe sur elle en le traversant, de dedans en dehors, à une égale distance du mésentère et du centre de sa convexité, au moyen de deux aiguilles, qui entraînent après elles les extrémités du fil dont nous avons parlé. On emboîte ensuite cet appareil dans le bout inférieur, qui est fixé sur l'autre au moyen des mêmes aiguilles et du même fil dont on le traverse à son tour. Les deux bouts de ce fil sont ensuite réunis, et l'intestin retenu, par leur moyen, au voisinage de la plaie extérieure, après sa réduction complète.

Ramdohr est le premier, et peut-être le seul qui ait patiqué avec succès l'invagination intestinale sans addition de corps étrangers. Ce praticien introduisit le bout supérieur de l'intestin dans l'inférieur, et l'y maintint par deux points de suture. L'organe fut ensuite repoussé dans le ventre, et placé près de l'ouverture de la paroi abdominale. Aucun accident ne vint contrarier la marche de la suture vers la guérison.

On avait cru, dans ces derniers temps, d'après les recherches de Bichat sur les propriétés vitales des différents tissus, que la membrane muqueuse du bout inférieur de l'intestin ne pourrait pas, après les opérations qui viennent d'être décrites, se réunir à la tunique péritonéale du bout supérieur, et l'on a encore proposé de dépouiller ce bout qui se tapisse de la membrane interne, afin de favoriser son agglutination avec l'autre. L'expérience a démontré et la futilité de l'objection et l'impossibilité d'exécuter le procédé conseillé. D'autres personnes ont voulu, dans l'intention de rendre l'invagination plus profonde, couper le mésentère du bout supérieur, pour mieux faire entrer celui-ci dans l'inférieur; mais des hémorrhagies dangereuses et même la mort ont succédé à cette tentative. Dans les cas ordinaires, soit que l'intestin contienne un tube étranger afin de soutenir ses parois, soit qu'il ait été abandonné à lui-même, la guérison ne s'opère qu'au moyen d'adhérences qui enveloppent ses deux bouts et les unissent à toutes les parties environnantes du péritoine; mais on sent combien leur union est fragile, avant l'organisation de ces adhérences, et combien les causes les plus légères peuvent agir efficacement pour la détruire, dans les premiers instants qui suivent l'opération. Lorsque, toutefois, celle-ci n'est suivie d'aucun accident grave, on peut, du sixième au huitième jour, si l'on a fait usage du cylindre, couper les fils le plus près possible de la plaie; bientôt le corps étranger, entraîné par les contractions péristaltiques, se dégage et sort par l'anus. Dans le cas contraire, on procède à l'extraction du fil comme après les sutures simples de l'intestin.

Les complications qui résultent de la lésion, ou de la sortie d'une partie du tube intestinal, étant détruites, la plaie de l'abdomen doit être considérée comme une division pénétrante simple, dans le traitement de laquelle on redouble toutefois de précautions, afin de prévenir le développement des accidents inflammatoires. Le blessé doit être couché du côté opposé à la blessure, et de telle sorte que toutes le parois du ventre soient relâchées. Des saignées générales et locales seront pratiquées, en les proportionnant, et aux forces du sujet, et à la gravité du mal. Des fomentations émollientes, et surtout fréquemment renouvelées, recouvriront l'abdomen. Il convient enfin de n'administrer, durant les premiers jours, que des boissons délayantes en petite quantité. La saine pratique repousse ici l'usage de tout ce qui pourrait exciter les contractions intestinales, comme de l'émétique, des purgatifs et même des lavements. Tout, au contraire, doit être calculé pour maintenir les organes blessés dans un état de calme et d'immobilité indispensables à la formation des adhérences, et propres surtout à empêcher la dissémination de l'irritation à tout le péritoine. Si la solution de continuité est fort étroite, on peut l'abandonner à elle-même, en la recouvrant seulement d'une simple compresse que les fomentations entretiennent humide. Lorsqu'elle est plus étendue, on peut placer sur elle un emplâtre de diachylum gommé qu'on lève chaque jour, afin de voir si rien ne se présente au-dehors. Enfin, si des matières alimentaires ou autres s'échappent de la solution de continuité, le praticien doit favoriser leur sortie en inclinant le sujet du côté de celle-ci, et en ne travaillant pas à la réunion de ses bords. Les bourdonnets, les mèches et tous les corps dilatants dont on a conseillé dans ces cas l'usage, n'ont d'autre action que de froisser les parties et d'accroître leur irritation. La fistule ne se forme alors que quand la source de l'écoulement des matières s'est tarie, et que la plaie intestinale est formée.

Les corps étrangers, descendus de la bouche dans les intestins, sont ordinairement rendus par les selles après un temps plus ou moins long. On est, toutefois, d'autant plus fondé à redouter des accidents graves et même funestes, que ces corps sont plus aigus, plus volumineux, plus propres à déchirer les parois intestinales. Jusqu'à ce que ces accidents se manifestent, on ne peut que maintenir le sujet en repos, lui faire prendre des boissons émollientes et légèrement laxatives, telles que l'huile d'olive, et observer ainsi la marche des phénomènes. Quelquefois, s'il n'est pas expulsé par les selles, le corps étranger détermine une irritation d'abord très-vive, et qui dégénère ensuite en entérite chronique mortelle. Chez d'autres sujets, l'intestin, poussé contre la paroi abdominale, y a contracté des adhérences, et le corps étranger est sorti avec le pus de l'abcès dont il avait déterminé la formation. Mais si la pression exercée sur l'abdomen permettait de sentir, à travers ses parois, un corps volumineux aigu, dont l'issue spontanée par l'anus parût impossible, ne serait-on pas autorisé, lorsque des accidents graves se manifestent, à inciser les téguments et les muscles du ventre, afin d'attirer au-dehors l'intestin et d'extraire de sa cavité le corps étranger qui l'irrite ? Cette opération serait grave sans doute, mais nous pensons qu'elle constitue une ressource dernière, dont le praticien ne doit pas hésiter à faire usage, lorsque la vie du sujet est compromise, et qu'elle seule peut offrir quelques probabilités de la conserver.

Ea même opération serait-elle indiquée lorsque des noyaux de cerises, ou d'autres matières semblables, accumulés dans le canal intestinal rendraient le cours des matières impossible, et occasionneraient les accidents des hernies étranglées ? On sent combien cette question est délicate, et qu'il faudrait, avant de songer à l'opération, avoir épuisé d'abord tous les moyens internes propres à débarrasser le canal digestif, et reconnaître positivement, par le toucher, le siége de l'obstruction. Un cas semblable s'est présenté à notre observation ; la constipation durait depuis six jours ; les vomissements étaient fréquents, muqueux et verdâtres ; mais le sujet, qui était fort âgé, n'avait ni douleur ni irritation vive ; des matières étaient accumulées au-devant du cœcum, et y formaient une tumeur sensible au tact. Si les accidents avaient augmenté, et si des selles n'avaient pas eu lieu à la suite de l'administration de lavements fortement purgatifs, il aurait été possible que l'entérotomie devînt nécessaire, et nous n'aurions pas hésité à la proposer et à l'exécuter.

Les intestins peuvent être, dans le ventre, le siége d'une constriction, qu'à raison de son siège, on a désignée sous le nom d'étranglement interne. Presque tous les sujets qui ont présenté des exemples de cet accident terrible, avaient antérieurement éprouvé des péritonites plus ou moins intenses, à la suite desquelles des adhérences solides s'étaient formées entre l'épiploon, l'appendice cœcal, ou quelques circonvolutions intestinales et l'un des points de la circonférence du ventre. D'autres fois, des plaies pénétrantes ou d'anciennes hernies réduites avaient été l'origine de ces brides étendues, chez quelques malades, d'une portion à l'autre du canal digestif. Dans tous les cas, l'intestin s'était glissé ou même entortillé sous ces productions pathologiques, et s'y trouvait pincé et comprimé comme il aurait pu l'être par le collet d'un sac herniaire. Presque toujours l'étranglement affecte dans ces cas une portion plus ou moins étendue de l'iléon, intestin remarquable par sa longueur et sa mobilité.

Tels sont les principaux désordres observés à l'ouverture des cadavres : la rupture du mésentère, dont on a tant parlé, ne s'est montrée que très-rarement, et presque jamais l'invagination intestinale ou le volvulus n'a occasionné la mort. Les sujets affectés d'étranglement interne éprouvent d'abord une constipation absolue; les gaz eux-mêmes ne sortent plus par l'anus. La distention inégale du ventre, le soulèvement de ses parois, qui résonnent à la percussion, bien qu'elles conservent leur état normal; les coliques, les hoquets, les nausées, les vomissements de matières d'abord muqueuses, puis bilieuses et enfin stercorales, tels sont les principaux phénomènes qui se manifestent d'abord. Souvent, les traces des circonvolutions intestinales, distendues, se dessinent à travers quelques régions de l'abdomen, tandis que les autres sont affaissées, et une douleur fixe à laquelle viennent aboutir toutes les coliques, indique le siége que l'étranglement occupe. Bientôt les accidents augmentent, et tous les symptômes des hernies étranglées se manifestent. L'affaissement du sujet, les sueurs froides, la petitesse et la concentration du pouls, la pâleur, l'amaigrissement subit, la contraction des muscles du visage, le refroidissement des membres, le hoquet et le délire sont les précurseurs de la mort, qui a lieu du troisième au huitième ou au dixième jour.

Six à huit malades se présentèrent à un hôpital, où je me suis trouvé, affectés d'étranglements internes, et tous, excepté un seul, y périrent malgré la diète la plus rigoureuse, les applications locales de sangsues, les fomentations émollientes sur le ventre et l'administration réitérée des lavements. Chez tous, on trouva des obstacles mécaniques apportés au cours des matières fécales, et qui pour la plupart auraient pu être levés, si le chirurgien avait pu les découvrir. Bientôt, on conçut le projet d'ouvrir l'abdomen, et d'aller à la recherche de l'étranglement, et, quoique la seule tentative de ce genre qu'on ait exécutée soit demeurée sans succès, cette entreprise ne doit pas demeurer inutile à la chirurgie. Bonet rapporte l'exemple d'une opération de ce genre qui fut suivie de guérison; et Nuck, dit-on, sauva de cette manière la vie à un malade qu'il croyait atteint d'une intussusception intestinale. Quoi qu'il en soit, ce n'est jamais sans tenter un moyen qui peut être utile, qu'un chirurgien digne de ce nom abandonnera un sujet à une mort assurée. Mais, afin que l'opération puisse être tentée, il faut être bien sûr : 1°, qu'il existe un étranglement interne; 2°, que cet étranglement occupe telle ou telle région du ventre.

Bien qu'un grand nombre de lésions abdominales puissent occasionner des nausées et des vomissements en même temps qu'une constipation opiniâtre, cependant, ces accidents ne sont presque jamais portés alors à ce degré de violence et d'opiniâtreté que l'on observe lorsque le cours des matières intestinales est interrompu par un obstacle mécanique. Jamais surtout les substances vomies ne deviennent rapidement stercorales, que quand l'intestin est fortement comprimé. Ce symptôme est, au début de la maladie, un signe pathognomonique de l'étranglement interne. Quant au siége de celui-ci, on le reconnaît à la nature des désordres antérieurs, tels qu'une blessure, une hernie, etc.; au siége constant de la douleur qui, née dans un point du ventre, y persiste toujours, et s'y fait sentir encore avec violence, lors même que la phlogose s'est étendue à tout l'abdomen. Il faut alors explorer avec beaucoup de soins toute la surface du ventre, et fixer spécialement son attention sur les cicatrices qu'elle peut offrir.

Ces connaissances étant acquises, à quelle époque faut-il opérer? Ici, plus encore que dans les cas de hernies, le chirurgien doit se garder, et d'une précipitation qui lui ferait pratiquer une opération inutile, et d'une temporisation trop long-temps prolongée, qui rendrait toutes ses tentatives infructueuses. Il faut opérer aussitôt que la nature de la maladie est bien connue, et que son incurabilité, à l'aide de tous les moyens médicaux, a été constatée. Alors, en effet, on n'a plus rien à espérer des médications internes ou externes, et l'opération seule présente quelques chances de salut qu'il faut s'empresser de saisir.

C'est toujours sur le lieu où l'on croit rencontrer l'étranglement qu'il convient d'inciser les parois abdominales. L'ouverture que l'on y pratique doit être plutôt trop grande que trop petite, afin de présenter une voie libre aux explorations qui sont souvent indispensables, et de permettre aux instruments d'agir avec facilité. Après l'incision du péritoine, si le doigt fait découvrir la cause de l'étranglement, il faut conduire sur elle, soit un bistouri boutonné, soit les extrémités de ciseaux mousses, et inciser la bride en préservant toutes les autres parties de l'action des instruments. Si l'étranglement était inaccessible au chirurgien, devrait-on abandonner le sujet, et encourir ainsi le reproche d'avoir exécuté une opération inutile? Nous ne le pensons pas: un moyen de salut se présenterait encore, et l'on devrait le tenter. Ainsi que Manoury l'a déjà conseillé, il faudrait attirer au dehors la portion rouge et dilatée de l'intestin, le plus près possible du siége de l'étranglement, passer un fil dans le mésentère, et ouvrir l'organe de manière à établir un anus anormal. On verrait bientôt, sans doute, tous les accidents s'apaiser, les matières fécales sortiraient librement par la plaie, et peut-être qu'un jour, l'intestin reprenant sa liberté, l'on pourrait efficacement travailler à obtenir une guérison complète.

Les intussusceptions intestinales sont plus rarement que l'on ne croyait autrefois, la cause des coliques violentes, des constipations opiniâtres, des vomissements stercoraux et de tous les accidents des hernies étranglées qu'on leur a si généralement attribués. Nous en avons souvent rencontré sur des cadavres, sans qu'aucun symptôme décélât leur existence durant la vie. Toutefois, les lésions qui peuvent résulter de ces invaginations des intestins, doivent être combattues comme celles dont les étranglements internes sont la cause. Les balles de plomb, le mercure à l'état métallique, les purgatifs violents, ne peuvent être employé que par une ignorance aveugle et meurtrière. On a vu quelquefois, au contraire, les antiphlogistiques réussir, et la portion invaginée, frappée de gangrène, sortir par l'anus, après que des adhérences solides avaient établi la continuité du canal digestif. Parmi les exemples de ce genre que l'on connaît, le plus extraordinaire est celui que Rigal et Bouniol ont récemment communiqué à l'Académie de médecine, et où l'on voit que trente-huit pouces d'intestin mortifié ont pu être expulsés par les selles sans que la mort ait été le résultat de cette énorme déperdition de substances.

Lorsque l'on se propose d'ouvrir le canal intestinal sur les cadavres, un des instruments les plus commodes consiste, soit dans un long couteau à pointe large et mousse, soit dans de longs ciseaux, dont une des lames supporte un bouton olivaire aplati, en même temps qu'un petit crochet, susceptible de retenir l'intestin sur elle, est placé à son extrémité. Ces ciseaux, auxquels J. Cloquet a donné le nom d'entérotome, permettent d'ouvrir toute l'étendue du canal digestif en moins d'une minute.

## DES HERNIES EN GÉNÉRAL.

Quoique le mot de hernie, selon son origine grecque, signifie toute humeur qui incommode, on le restreint cependant à signifier l'issue de quelque partie hors du ventre, c'est ce que les français appellent vulgairement descente, et les latins hernia, ramex ou ruptura.

Hernie ou descente est une tumeur contre nature, produite par le déplacement de quelques-unes des parties molles qui sont contenues dans la capacité du bas-ventre.

La structure des parties du bas-ventre, les différences des hernies, leurs causes, leurs signes et leur cure sont des choses qu'on va exposer pour donner une connaissance générale et suffisante des hernies.

C'est, disons-nous, le déplacement partiel ou total d'un organe intérieur, et le passage de cet organe ou de quelqu'une de ses parties, de la cavité qui le renferme, soit dans une cavité nouvelle, soit à l'extérieur du corps.

Considérées d'une manière générale, et abstraction faite des parties qui les forment, ainsi que des régions qu'elles occupent, les hernies doivent être étudiées sous les divers rapports du mécanisme de leur développement, des effets qu'elles déterminent, et dans la cavité abandonnée par l'organe déplacé, et dans cet organe lui-même, et dans ses nouvelles enveloppes; enfin, de la méthode générale de traitement qu'elles réclament.

Il est à remarquer, d'abord, que les trois grandes cavités splanchniques, à la circonférence desquelles apparaissent presque toutes les hernies, ont toujours leurs parois en contact immédiat avec les viscères qu'elles renferment, et que ces viscères eux-mêmes sont constamment pressés les uns contre les autres. Lorsque les organes contenus dans ces cavités, ne sont susceptibles d'aucune variation considérable de volume, une boîte osseuse les enveloppe et les protège; quand les viscères ont dû éprouver des alternatives régulières et déterminées de dilatation et d'affaissement, des parois élastiques, composées d'os, de cartilages et de muscles, ont, comme à la poitrine, facilité et borné ces mouvements; enfin, les parties, qui, par leurs fonctions, doivent éprouver, soit des ampliations énormes, soit des réductions considérables et rapides dans leur volume, sont placées dans des cavités à parois musculeuses et aponévrotiques très-extensibles, loin qu'il existe jamais aucun vide réel dans aucune des cavités de ces trois genres, l'action expansive intérieure des viscères, et l'immobilité ou la tendance des parois à resserrer, établissent entre les parties contenantes et les organes contenus un antagonisme perpétuel d'action. Dans l'état normal, il existe un équilibre parfait entre la pression exercée par l'enceinte des cavités sur les viscères qu'elles renferment, et l'effort avec lequel ceux-ci tendent à se porter au-dehors : cet équilibre s'oppose à tous les déplacements, et favorise la facile exécution des fonctions. Si la cavité entière se dilate, les organes qui produisent cet effet augmentent de volume, mais aucune hernie n'est formée. Il en est de même lorsque les parties contenantes, affaiblies dans leur totalité par des causes extérieures, ne peuvent plus résister au poids et à l'effort des viscères. Mais, que l'un des points de l'enceinte des cavités splanchniques soit affaibli ou divisé, que les ouvertures qu'elles offrent pour le passage des vaisseaux, des nerfs, des tendons ou des muscles se dilatent, on voit bientôt les organes intérieurs forcer ces endroits plus faibles, s'insinuer dans les plus petites divisions, et s'échapper en plus ou moins grande quantité. Les tumeurs qui se forment alors se développent, d'une part, à raison du simple déplacement de l'organe, de l'autre, par l'accroissement du volume de cet organe, qui devient le siége d'une nutrition plus active : ces deux circonstances concourent toujours à la production des hernies. Lorsque les parties sont très-mobiles, comme les intestins ou l'épiploon, le déplacement est presque la seule cause de la maladie ; quand les viscères sont plus solidement attachés, tels que la vessie, le foie ou le poumon, ils s'étendent plus au dehors qu'ils ne changent de situation ; enfin, le cerveau, et les autres organes fixés d'une manière inamovible, ne sont susceptibles que d'une sorte de végétation à travers les ouvertures placées près d'eux. Se filant en quelque sorte dans les orifices qui leur livrent passage, les viscères qui constituent les hernies s'épanouissent au-delà de ces ouvertures ; ils forment des tumeurs à base étroite, dont le corps est d'autant plus volumineux, que les tissus environnants offrent moins de résistance, et que des forces plus considérables tendent à faire sortir de la cavité principale de nouvelles quantités de parties.

Ces changements dans la situation des organes ne sauraient avoir lieu sans que leurs formes et leurs fonctions ne soient notablement altérées. Le contour de l'ouverture à travers laquelle se sont échappées les parties, gêne la circulation dans leurs tissus. Placés hors de leur cavité naturelle, soustraits à la pression constante à laquelle ils étaient habitués, soumis aux chocs extérieurs, et ne pouvant exécuter qu'avec peine les actions dont ils sont chargés, les viscères placés dans les hernies contractent aisément des irritations chroniques, susceptibles de les désorganiser, ou des inflammations aiguës toujours dangereuses. La compression de leurs pédicules détermine ou aggrave leur phlogose, et les fait aisément tomber en gangrène.

En sortant des cavités qui les renferment, les organes intérieurs passent dans des cavités nouvelles qu'ils se forment, ou qui apparaissent immédiatement au-dehors. Dans le premier cas, ils poussent presque toujours devant eux une portion de la membrane séreuse qui les revêt eux-mêmes, et qui tapisse les parois du ventre, de la poitrine ou du crâne. Cette enveloppe immédiate constitue le sac herniaire, et participe ordinairement aux irritations des parties déplacées; des exsudations purulentes, séreuses ou membraniformes, des adhérences plus ou moins solides, des transformations celluleuses, fibreuses, cartilagineuses, et même osseuses, ont été les résultats variés de ces irritations. Enfin, adhérant par sa face externe aux parties voisines, le sac herniaire leur fait souvent partager ses maladies : les pressions exercées sur eux, la distension qu'ils éprouvent, l'état de gêne qui accompagne leurs mouvements, sont autant de causes qui irritent les tissus au milieu desquels la hernie se développe; qui augmentent ou diminuent leur épaisseur, leur densité, en modifiant leur organisation. Lorsque les parties s'échappent à travers des solutions de continuité récemment faites aux parois des cavités qui les renferment, elles sont soumises au contact de l'air. Si leur séjour au dehors se prolonge, leur surface s'enflamme, suppure et se couvre de bourgeons celluleux et vasculaires; elles contractent des adhérences avec toutes les parties qui les entourent, et se couvrent enfin d'une cicatrice mince et rougeâtre, qui se continue de toutes parts avec les téguments.

Après avoir été privées pendant un temps assez long d'une partie considérable des organes qu'elles doivent contenir, les cavités splanchniques à parois mobiles deviennent impropres à les admettre de nouveau ; lorsqu'on veut les faire brusquement rentrer. Cet effet a lieu, soit parce que l'enceinte de ces cavités revient sur elle-même, et perd de son étendue, soit à raison du développement plus considérable des parties qu'elles renferment encore, et qui occupent la place de celles qui constituent la hernie, soit enfin parce que les organes déplacés ont acquis un surcroît de volume plus ou moins considérable.

Les hernies sont en général faciles à reconnaître : la manière dont elles sont formées, leur rentrée, d'abord facilement produite par une pression modérée à leur surface, ou par la simple situation du sujet ; l'absence de tout les symptômes qui distinguent les abcès, les collections sanguines ou les loupes ; l'existence, au contraire, de phénomènes dépendants de la nature et des fonctions de l'organe déplacé, telles sont les circonstances qui contribuent le plus à éclairer le diagnostic.

Les hernies sont des maladies d'autant plus graves, que les tumeurs qu'elles forment sont plus anciennes, plus volumineuses, plus difficiles à réduire et à contenir. Elles font courir d'autant plus de danger aux malades, qu'elles sont plus disposées à l'étranglement, que les parties qui les forment sont plus importantes à la vie, et que le sujet, plus faible et plus âgé, est moins capable de résister aux accidents qu'elles peuvent déterminer.

Le traitement général des hernies consiste dans

la réduction des parties déplacées et dans l'application, à l'ouverture qui leur a livré passage, d'un moyen mécanique, ensuite faire usage du spécifique indiqué dans cet ouvrage à l'ordre général du traitement.

Lorsque la hernie ne peut être réduite, à raison, soit des adhérences qui retiennent les organes au dehors, soit du volume trop considérable qu'ils ont acquis, on doit soutenir la tumeur et la comprimer doucement afin de la faire graduellement rentrer, ou du moins de borner son accroissement ultérieur. Cette méthode est la seule qu'il soit permis de mettre en usage dans le cas où l'organe qui forme la hernie ne peut, ni rentrer dans sa cavité, ni supporter aucune pression considérable. L'étranglement exige, si les efforts de réduction, proportionnés à la délicatesse des parties, à la violence, ainsi qu'à la durée des accidents et aux dispositons du sujet, ne sont pas suivis de succès, que l'on divise les parois de la hernie, et que l'on débride l'ouverture qui comprime son pédicule. Cette opération, faite en temps opportun, n'est presque jamais dangereuse par elle-même; elle dissipe tous les accidents, et permet ordinairement de placer les organes dans leur cavité. La guérison étant achevée, on s'oppose, au moyen d'un bandage bien fait, à la nouvelle apparition de la tumeur.

Telles sont les généralités les plus importantes que présente l'histoire des hernies. On a divisé ces maladies, d'après les organes qui les constituent, en hernie du cerveau, ou encéphalocèle; hernie du poumon, ou pneumocèle, et hernies abdominales.

Hernies abdominales; maladies qui consistent dans la sortie, presque toujours partielle, d'un des viscères contenus dans le ventre, à travers une ouverture normale ou anormale des parois de cette cavité.

Les hernies dont il est ici question diffèrent entre elles sous les divers rapports des régions de l'enceinte abdominale qui en sont le siége, des viscères qui les forment, de l'âge et du sexe des sujets qu'elles affectent, de leur ancienneté et de la facilité ou de la difficulté avec laquelle on les réduit.

Toutes les parties de l'abdomen ne sont pas également susceptibles de livrer passage aux viscères que cette cavité renferme. Il suffit de considérer un instant la forme intérieure du bas-ventre, pour voir que sa paroi diaphragmatique, située en haut et à l'abri de la pression continuelle exercée par les intestins; que sa paroi lombaire, fortifiée par de larges vertèbres, des muscles épais et des feuillets aponévrotiques nombreux; que sa paroi pelvienne, occupée, chez l'homme, par le rectum et la vessie, auxquels s'ajoutent, chez la femme, la matrice et ses dépendances, et fermée par les replis que forme le péritoine entre ces organes, ainsi que par les muscles releveurs de l'anus, les aponévroses pelviennes, les corps caverneux et leurs dépendances; il suffit, disons-nous, de considérer ces diverses régions du bas-ventre, pour voir qu'elles ne sauraient que très-rarement et très-difficilement devenir le siége des hernies. La paroi abdominale antérieure présente, au contraire, les dispositions les plus favorables au développement de ces tumeurs. C'est à ses dépens, en effet, que s'opèrent presqu'exclusivement toutes ces ampliations du bas-ventre dont le résultat inévitable est l'affaiblissement des muscles et des aponévroses. Dans l'état de station, l'axe du détroit supérieur du bassin étant incliné en haut et en avant, et les pubis se trouvant abaissés, la masse des intestins grêles appuie constamment sur la partie inférieure de cette paroi. Et, comme on trouve en avant la ligne blanche, qui fait l'office d'une corde tendue, et qui repousse les viscères, tandis que les côtés sont plus souples, c'est spécialement sur la portion de la paroi antérieure de l'abdomen, qui est placée au-dessus de l'arcade crurale, que la pression des intestins se fait le plus fortement sentir. La forme des fosses iliaques et leur direction contribuent encore à faire glisser d'arrière en avant et de haut en bas les viscères qui reposent sur elles. Ajoutez enfin à ces particularités de structure, que les régions inguinales et crurales de l'abdomen offrent deux ouvertures, dont l'une donne passage, chez l'homme, au cordon testiculaire, et chez la femme, au ligament rond de l'utérus, tandis que l'autre est traversé par les vaisseaux cruraux. La situation de ces ouvertures, l'existence de deux fossettes formées par le péritoine, vis-à-vis d'elles, sont autant de circonstances qui semblent solliciter les organes à s'y engager.

Les viscères abdominaux présentent aussi des particularités de structure qui rendent les hernies faciles à s'opérer. Les deux dernières parties de l'intestin grêle, ainsi que l'épiploon qui s'accroît avec rapidité durant la jeunesse, étant lisses, polies, très-mobiles, et susceptibles de prendre toutes les formes, s'insinuent aisément dans tous les endroits où les parois abdominales présentent quelque solution de continuité. Le gros intestin se rencontre assez souvent aussi dans les hernies, soit qu'il y ait été attiré par les parties du canal digestif dont la sortie a précédé la sienne, soit à la suite du relâchement des replis péritonéaux qui le fixent dans sa situation normale. Les hernies de la vessie, de l'estomac, de la rate et du foie, sont plus rares que celles des organes précédents, à raison de la solidité des liens qui fixent ces viscères dans leur situation. Enfin, l'on n'a presque jamais rencontré hors de l'enceinte abdominale, le duodenum, le pancréas et les reins, organes attachés loin des endroits par lesquels s'opèrent les hernies.

Ces tumeurs ont reçu des noms divers, suivant les régions qui en sont le siége, et suivant les parties qui les forment. Ainsi la hernie qui a lieu par le canal inguinal se nomme bubonocèle, lorsqu'elle est bornée à l'aine, et oschéocèle, quand elle descend jusque dans le scrotum. La hernie crurale est connue sous le nom de mérocèle. On appelle exomphale, celle de l'ombilic. Enfin, les hernies à travers le trou ovalaire, le périnée, l'échancrure ischiatique, le diaphragme, les divers points de la ligne blanche ou du ventre, sont désignées par les noms des ouvertures ou des parties qui leur ont livré passage: de là les hernies périnéales, ischiatiques, diaphragmatiques, etc. Sous le rapport des organes qu'elles renferment, on nomme épiplocèle la hernie de l'épiploon, entérocèle celle de l'intestin, gastrocèle celle de l'estomac, hépatocèle celle du foie, cystocèle celle de la vessie, etc. C'est de la combinaison variée de ces deux genres de dénomination, que résultent tous les noms particuliers des hernies. Par exemple, on nomme entérobubonocèle, la saillie de l'intestin dans la région inguinale, etc.

Sous le rapport de l'âge et du sexe des sujets affectés de hernie, on a remarqué que ces maladies sont plus fréquentes chez les adultes, les vieillards et les hommes, que chez les femmes. Parmi ces dernières, celles qui ont fait plusieurs enfants y sont plus exposées que les filles. Les enfants mâles y sont très-exposés; aussi nous avons remarqué que la huitième partie des enfants de l'âge de six mois à trois et quatre ans sont atteints de cette infirmité. Un très-grand nombre de femmes sont affectées de cette maladie par des suites de couches. La hernie se nomme alors chute de matrice, d'autres, chutes du vagin. Le nombre de personnes guéries par notre nouveau spécifique, depuis sa découverte, est de six cent quinze.

Les hernies inguinales sont de toutes, les plus fréquentes; les femmes présentent seules un grand nombre de hernies crurales. Après ces deux genres de tumeurs, viennent les hernies de l'ombilic et de la ligne blanche, auxquelles les femmes et les enfants sont plus exposés que les hommes. Les hernies à travers le vagin, le périnée, les trous sous-pubiens, les échancrures ischiatiques, ne se présentent que rarement à l'observation. Enfin, les hernies diaphragmatiques, qui n'ont jamais lieu qu'à la suite des plus violents efforts, sont les plus rares après celles qui résultent du glissement des intestins ou de l'épiploon entre les fibres du muscle lombo-abdominal, et qui apparaissent sur les côtés de la région lombaire.

Sous le rapport de leur nature, les hernies ont été divisées en simples et en compliquées, ou plutôt en réductibles et en irréductibles : les premières sont celles qui, libres de toute gêne, peuvent aisément être repoussées dans le ventre; parmi les secondes, on comprend toutes celles que des circonstances étrangères à leur nature, telles que des adhérences, le développement des parties déplacées, les corps étrangers accumulés dans l'intestin, les brides qui traversent quelquefois la hernie et y retiennent les organes, enfin l'étranglement empêchent de pouvoir être réduites.

On a cherché à soumettre au calcul la fréquence relative des diverses espèces de hernies, et plusieurs observateurs ont présenté à ce sujet des résultats généraux qui ne sont pas sans intérêt. Chopart et Desault pensaient que les sujets affectés de hernies sont au reste de la population :: 6 ou 7 : 100; dont il résulterait que ces maladies sont les plus communes de toutes celles qui affligent l'humanité. Cette évaluation nous paraît la plus modérée entre celles d'Arnaud, de Turnbull, de Juville, de Bordenave et de Louis. En réunissant les observations de Monro à celles de la Société des bandagistes-herniaires de Londres, et aux ouvertures de cadavres faites à Paris par J. Cloquet, on obtient une masse très-considérable de faits authentiques et récemment recueillis, d'où l'on peut déduire des rapports plus rapprochés de la vérité, que si l'on ne faisait usage que de travaux particuliers ou plus anciens. Or, le rapprochement de ces observations faites en divers lieux et sur des sujets placés dans des circonstances différentes, démontre que, sur 7227 hernies simples, 6278 étaient sorties par le canal inguinal, et 949 par le canal crural. Des hernies inguinales, 5803 affectaient des hommes, et 475 des femmes. Parmi les sujets affectés de hernies crurales, on comptait 197 hommes et 752 femmes. Il résulte de ces premières données, que les hernies inguinales sont aux hernies crurales :: 6, 61 : 1 ; que chez l'homme les premières de ces tumeurs sont aux secondes :: 29, 76 : 1 ; tandis que chez la femme ce même rapport est au contraire :: 1, 58. Les hernies inguinales chez l'homme sont aux mêmes hernies chez la femme :: 12, 21 : 1 ; tandis que ce rapport est, pour les hernies crurales de la femme comparées à celles de l'homme, :: 3, 81 : 1.

Si l'on réunit seulement les observations de Monro à celles de la Société anglaise, on trouve que sur 8875 sujets affectés de hernies inguinales, 2886 portaient des hernies doubles, et que dans ce dernier nombre se trouvaient 2791 hommes et 95 femmes. Sur 1037 hernies crurales, existaient 222 hernies doubles, dont 39 affectaient des hommes, 183 des femmes. Les hernies inguinales simples sont donc aux hernies doubles de la même espèce :: 3, 07 : 1 ; ce rapport est pour les hernies crurales :: 4, 66 : 1. D'après les recherches de la Société des bandagistes de Londres, les hernies inguinales du côté droit sont à celles du côté gauche :: 51 : 34 ; ce même rapport est pour les hernies crurales :: 19 : 11. Les calculs auxquels nous nous sommes livrés, confirment, à très-peu de chose près, ces résultats. Il résulte aussi des faits que nous prenons pour base de nos évaluations, que les hernies inguinales sont à toutes les autres hernies :: 5 : 1 ; les hernies inguinales et crurales réunies sont aux autres tumeurs formées par les viscères abdominaux :: 14, 38 : 1. Les hernies ombilicales et celles de la ligne blanche, chez la femme, sont aux mêmes tumeurs chez l'homme :: 4, 20 : 1. D'après les ouvertures faites par Cloquet, ce rapport est pour les hernies doubles du trou ovalaire :: 4 : 1. Les hommes affectés de hernies sont aux femmes affligées de cette infirmité :: 4, 37 : 1. Les hernies du côté droit sont à celles du côté gauche :: 1, 60 : 1; les hernies congéniales sont aux autres hernies :: 1, 16 : 63. Enfin, l'on a constaté que c'est de trente à soixante ans que s'opèrent le plus grand nombre des hernies abdominales.

Quelque satisfaisants que ces résultats paraissent au premier abord, ils laissent cependant beaucoup à désirer. Pour que l'histoire des hernies fût complète, il serait nécessaire de connaître, non-seulement les proportions suivant lesquelles ces lésions affectent les diverses régions du bas-ventre, mais encore la fréquence relative des hernies formées par les divers organes, et libres ou compliquées d'adhérences, d'engouement, d'étranglement, etc. Il faudrait aussi que l'on déterminât avec exactitude les professions qui disposent le plus aux tumeurs herniaires, afin que l'on pût corriger les attitudes qui, dans l'exercice de ces professions, produisent un aussi fâcheux résultat. Enfin, des dissections nombreuses sont encore nécessaires pour constater toutes les variétés de forme et de structure dont les hernies sont susceptibles. C'est au temps et aux praticiens à perfectionner de plus en plus ce point important de la chirurgie. Verdier, chirurgien-herniaire fort distingué, se livre actuellement à des recherches de ce genre, qui, si elles sont encouragées, ne peuvent manquer de produire des résultats importants.

Les recherches les plus importantes et la découverte la plus utile dans ce genre sont dues à l'auteur du spécifique que nous exposons dans cet ouvrage, puisque, avec le secours de sa découverte, le malade est exempt de douleurs insupportables et du danger souvent inévitable, s'il en fait usage sans hésiter, aussitôt qu'il en est attaqué.

Parmi les causes des hernies, les unes disposent à ces maladies, dont les autres déterminent l'apparition plus ou moins rapide. Au nombre des premières, on range la grossesse, les hydropisies, les développements graisseux dont les épiploons et le mésentère sont fréquemment le siége, et qui laissent, après la parturition, la ponction ou un amaigrissement rapide, un tel relâchement dans la paroi abdominale antérieure, que ses ouvertures dilatées et affaiblies laissent aisément échapper les viscères. Il est aussi des sujets qui semblent avoir une disposition spéciale aux hernies, et chez lesquels ces maladies surviennent presque spontanément. Quelques écrivains ont pensé que l'affaiblissement de la paroi abdominale antérieure, que l'on remarque chez les personnes dont il s'agit, peut être congéniale et même héréditaire; mais l'observation n'a pas encore fourni de résultats assez positifs pour décider cette question. L'habitude de rester debout, d'aller à cheval, de se livrer à de pénibles travaux, les professions qui exigent des efforts continuels et puissants, constituent autant de causes prédisposantes des hernies. Les ceintures portées constamment favorisent ou même déterminent le relâchement de la paroi abdominale antérieure, et lorsqu'on les quitte, les hernies apparaissent au moindre effort. Aussi, les cavaliers et les hommes de peine ne doivent-ils les porter que pendant les exercices ou les travaux qui les exposent aux tumeurs herniaires. Aux plaies pénétrantes de l'abdomen succèdent presque toujours des cicatrices trop faibles pour contenir les organes abdominaux, et qui se laissent distendre par eux. Ce n'est que par un préjugé assez grossier que l'on a rangé l'usage de l'huile parmi les causes des hernies.

L'action vive et brusque exercée de dedans en dehors par les viscères abdominaux, à l'action des efforts violents, est la cause efficiente la plus ordinaire des hernies. Toutes les fois, en effet, que le diaphragme et les muscles du bas-ventre se contractent simultanément pendant les grandes actions musculaires, la cavité abdominale se trouve rétrécie dans tous les sens. Le diaphragme présente alors un plan dirigé en bas et en avant, qui pousse directement les viscères contre les régions hypogastriques, inguinales et crurales. Et comme la partie médiane est alors rendue solide par la tension de la ligne blanche et des muscles droits, les intestins se portent spécialement au voisinage des canaux inguinaux et cruraux. Aussi voit-on les régions que ces canaux occupent se porter en avant, et se distendre plus ou moins pendant les efforts considérables. Lorsque les deux moitiés du corps agissent simultanément, comme pour lever un fardeau avec les deux mains, les régions inguinales sont également pressées et distendues par les viscères; mais quand le bras droit est seul employé, le tronc s'inclinant du côté opposé, le diaphragme dirige sa concavité vers l'aine droite, et les intestins sont plus fortement poussés sur elle que sur l'aine gauche. Ces considérations expliquent pourquoi les hommes, qui se livrent plus que les femmes à des travaux pénibles et à de violents exercices, sont plus souvent qu'elles affectés de hernie, et pourquoi ces maladies sont, ainsi que nous l'avons précédemment démontré, plus fréquentes à droite qu'à gauche.

Les efforts de la toux, ceux de la parturition et de l'expulsion des matières fécales ont suffi quelquefois pour déterminer l'apparition d'une hernie. Lawrence a vu des tumeurs de ce genre qui ne reconnaissaient d'autre cause que les contractions abdominales prolongées que nécessite la sortie de l'urine chez les sujets affectés de rétrécissement utéral. Les percussions violentes sur la paroi abdominale peuvent produire le même effet.

On a vu des hernies résulter de chutes sur les pieds et sur les fesses, les muscles du bas-ventre étant, pour ainsi dire, surpris dans un état de relâchement qui ne leur permettait pas de soutenir les viscères. Blumenbach et Richter attribuent les tumeurs, très-fréquentes en Suisse et chez les habitants des Alpes, aux exercices auxquels se livrent les hommes de ces contrées, et à leur habitude de porter des fardeaux par derrière. Une cause de hernie qui est assez fréquente et quelquefois difficile à reconnaître, est le développement de paquets graisseux dans le tissu cellulaire sous-péritonéal. Ces tumeurs, adhérentes au péritoine, pressent de dedans en dehors contre les aponévroses de l'abdomen, les éraillent, font saillie sous la peau, et entraînant avec elles la membrane séreuse, lui font faire une sorte de doigt de gant dans lequel les intestins peuvent aisément s'engager. Morgagni, Pelletan, Tartra, et quelques autres, ont vu des tumeurs de ce genre placées à la partie inférieure et latérale de l'abdomen, faire au contraire saillie dans le ventre, et sortir par le canal inguinal, en repoussant devant elles le péritoine, et simulant parfaitement des hernies épiploïques.

Suivant que les causes des hernies agissent avec lenteur, ou qu'elles sont violentes et brusques, ces maladies se développent avec plus ou moins de rapidité. Dans le premier cas, les viscères exerçant, sur les fibres aponévrotiques, des pressions et des percussions faibles et incessamment réitérées, ne sortent qu'après un temps plus ou moins long. Plusieurs mois, et quelquefois plusieurs années avant l'apparition de la tumeur, on sent les viscères se présenter à l'ouverture qu'ils doivent franchir, et y former une saillie de plus en plus considérable pendant les efforts auxquels se livre le sujet. Lorsque la hernie est due, au contraire, à des causes subites et puissantes, elle apparaît tout-à-coup avec tous les caractères qui la distinguent. Dans le premier cas, les parties étant disposées à lui livrer passage, aucun accident notable n'accompagne son développement. Dans le second, au contraire, une vive douleur se fait sentir à l'instant de sa formation, et des phénomènes dangereux sont la suite de la compression à laquelle elle est soumise par les fibres aponévrotiques subitement distendues, et qui se resserrent sur les parties qu'elles embrassent. Si ces accidents ne se manifestent pas aussi souvent que l'on devrait s'y attendre, c'est que, même chez les sujets où les hernies se forment tout-à-coup, leur développement a presque toujours été préparé par l'affaiblissement des aponévroses abdominales, et que celles-ci ont alors, en grande partie, perdu l'élasticité et l'énergie qui les auraient fait revenir sur elles-mêmes après leur distension.

Les signes des hernies sont, en général, faciles à distinguer. Lorsqu'au voisinage d'une des ouvertures naturelles de l'abdomen, ou de la cicatrice d'une ancienne solution de continuité faite aux parois de cette cavité, apparaît tout-à-coup, à la suite d'un violent effort, ou se développe graduellement et sans effort préalable une tumeur molle, indolente, sans changement de couleur à la peau, et qui laisse les téguments sains et mobiles à sa surface, cette tumeur est presque toujours une hernie. La présomption qui naît d'un premier examen acquiert plus de consistance par les caractères suivants. Les tumeurs herniaires réductibles, ordinairement plus larges à leur corps qu'à leur base, rentrent facilement, ou par la pression exercée méthodiquement sur elles, ou par la situation horizontale du sujet; mais elles reparaissent aussitôt que le malade se met debout, ou qu'il exerce un léger effort de toux. La station prolongée, la marche, la course, la réplétion de l'estomac et des intestins, augmentent le volume, la saillie et la tension de la tumeur. Si on la touche pendant que le malade rit, tousse ou fait un effort violent, on sent, à chaque secousse des muscles abdominaux, les organes faire effort pour sortir, venir frapper la main qui les presse. La hernie étant au dehors, il est impossible d'arriver jusqu'à l'ouverture qui lui a livré passage; le doigt fait reconnaître que le canal dans lequel il devrait s'engager est occupé par des parties étrangères. Après la réduction, l'orifice que l'on cherchait vainement se présente au contraire pour ainsi dire de lui-même, large, relâché, et pouvant recevoir des corps plus ou moins volumineux. Si, pendant que le doigt l'occupe, on fait mettre le sujet debout, et qu'on l'engage à tousser, on sent manifestement les viscères qui viennent frapper l'extrémité de cet organe. A mesure qu'on le retire, il est suivi par les viscères qui viennent former au dehors la tumeur que l'on avait sous les yeux, et qui reparaît avec tous ses caractères primitifs. Ces phénomènes, examinés avec attention, ne permettent presque jamais de méconnaître l'existence de la hernie. Il s'agit ensuite de déterminer les parties qui la constituent.

Formées par l'intestin, les tumeurs herniaires présentent un pédicule étroit près de l'ouverture abdominale; arrondies à leur corps, leur volume éprouve des variations nombreuses, suivant que l'organe qu'elles renferment est vide ou distendu, soit par des gaz, soit par des matières stercorales. Lorsque l'intestin est dans l'état de vacuité, la hernie paraît à peine; elle est au contraire tendue, rénitente, élastique et fort saillante quand des gaz la distendent; les matières stercorales lui donnent plus de consistance et de poids; liquides, la tumeur qu'elles remplissent paraît fluctuante; de consistance médiocre, elles la rendent pâteuse; dures, elles la font paraître solide, inégale et bosselée. Ces accumulations ne sauraient avoir lieu sans que le sujet n'éprouve dans la hernie de l'embarras, des douleurs et des coliques plus ou moins vives, qui se propagent au ventre. La réduction des tumeurs intestinales s'opère ordinairement avec facilité ; à peine est-elle commencée, que la contraction des parties l'achève tout-à-coup, en même temps qu'un gargouillement, produit par la collision des matières stercorales liquides et des gaz, se fait entendre.

Les hernies formées par l'épiploon sont molles, pâteuses, inégales, invariables dans leur consistance ; elles n'éprouvent de variations dans leur volume que par les efforts qui font descendre plus de parties dans la tumeur. La réduction est plus difficile que celle de l'entérocèle ; on ne peut l'opérer que peu à peu et en repoussant dans le ventre jusqu'aux dernières portions de la tumeur : aucun bruit ne se fait entendre pendant sa rentrée ; à peine la compression cesse-t-elle d'agir, que la tuméfaction reparaît. A volume égal, l'épiplocèle est plus pesante que l'entérocèle.

Les hernies qui contiennent en même temps de l'épiploon et de l'intestin, offrent la réunion des phénomènes qui caractérisent la présence de chacun de ces organes. Leur volume éprouve, mais à un plus faible degré, les changements qui dépendent de la vacuité ou de la réplétion de la cavité intestinale. Quoique pâteuses, des coliques s'y font quelquefois sentir. Si l'on tente la réduction, la tumeur diminue d'abord brusquement par la rentrée de l'intestin, et l'on entend alors le gargouillement dont nous avons parlé ; mais ensuite ce qui reste de la hernie exige des efforts longs et soutenus pour pénétrer dans le ventre.

Les hernies irréductibles présentent les phénomènes dont nous venons de parler, excepté ceux qui accompagnent la rentrée des viscères dans l'abdomen. Celles qui, survenues tout-à-coup, sont à l'instant même de leur développement accompagnées de phlogose et de contriction, forment des tumeurs rénitentes et douloureuses dont il serait difficile de découvrir la nature, si les symptômes de l'étranglement ne venaient éclairer le diagnostic. Enfin, presque toutes les régions du bas-ventre peuvent être le siége de tumeurs diverses, avec lesquelles il importe beaucoup de ne pas confondre les déplacemements des viscères abdominaux. L'exposition des signes spéciaux au moyen desquels on peut éviter de semblables erreurs, appartient à l'histoire particulière de chaque hernie. Il nous suffit de dire ici que les circonstances commémoratives de la maladie, que la naissance de la tumeur à la suite d'un effort, sa sortie à travers une ouverture abdominale, son accroissement constant de dedans en dehors et de haut en bas, les coliques, les tiraillements d'estomac et les autres troubles de la digestion qui l'accompagnent, sont autant de phénomènes à l'aide desquels un chirurgien attentif et habile distinguera constamment une hernie de toute autre tuméfaction dont l'aspect serait analogue. Il n'est pas toujours aussi facile de reconnaître la nature des organes déplacés. Les adhérences qui unissent les viscères entre eux ou à leurs enveloppes, le volume considérable de la tumeur, et le développement à sa surface ou dans son intérieur, soit de productions graisseuses, soit de collections purulentes ou autres, telles sont quelques-unes des circonstances qui peuvent rendre cette partie du diagnostic tellement incertaine, qu'il soit impossible de prononcer, avant l'opération, sur les parties qui forment la hernie.

L'anatomie chirurgicale des hernies a été portée dans ces derniers temps à un très-haut degré de perfection. Depuis Arnaud, Camper et Sœmmerring, Scarpa, G. Hey, A. Monro, A. Burns, B. Travers, Hesselbach, A. Cooper, Lawrence, Colles, Ch. Bell, Pelletan, Dupuytren, Chaussier, Marjolin, Breschet, J. Cloquet et quelques autres, ont fait reconnaître une foule de dispositions remarquables des différentes parties qui constituent ou qui avoisinent les tumeurs herniaires. Les travaux anatomiques de ces praticiens ont dissipé un grand nombre d'erreurs, et là où nos devanciers n'osaient opérer, ou n'agissaient qu'en tremblant, et commettaient les plus funestes méprises, les chirurgiens actuels surmontent toutes les difficultés, font usage de procédés rigoureusement calculés, et dirigent leurs instruments de manière à éviter les parties qu'il serait dangereux d'intéresser. On peut toutefois reprocher à quelques-uns des anatomistes que nous venons de citer, d'avoir trop longuement décrit des détails minutieux, peu dignes d'attention et presque sans importance dans la pratique. Il leur aurait été possible, sans cesser d'être exacts, d'insister moins sur les objets peu remarquables que sur ceux qui doivent diriger le chirurgien dans l'application des moyens thérapeutiques et dans l'exécution des opérations.

Dans toute hernie abdominale, on doit étudier, 1°, l'état des ouvertures à travers lesquelles les viscères se sont déplacés; 2°, les modifications de forme et de structure que ces viscères ont éprouvées après leur sortie; 3°, les enveloppes immédiates de la tumeur; 4°, enfin, les parties situées à l'extérieur du sac herniaire, et au milieu desquelles il s'est épanoui.

La formation des hernies est ordinairement précédée du relâchement graduel des tissus fibreux qui forment le contour des ouvertures abdominales. Dans les tumeurs lentement développées, on voit les lames aponévrotiques céder insensiblement, s'amincir, s'écarter les unes des autres, agrandir les passages qu'elles devaient fermer, ou laisser des éraillements se former entre elles. A mesure que les viscères se portent au dehors, les ouvertures qui leur livrent passage deviennent plus larges; leur circonférence s'affaiblit et perd sa tonicité. Lorsque la hernie se forme subitement, au contraire, les tissus fibreux, après s'être laissés distendre par l'effort, reviennent sur eux-mêmes, et l'étranglement de la hernie peut résulter de la compression qu'elles exercent sur les parties; mais si cet accident n'a pas immédiatement lieu, les aponévroses, soumises à une distension permanente, s'écartent; la gêne que les viscères éprouvaient se dissipe insensiblement, et la douleur, ainsi que l'engorgement qui accompagnaient la tumeur disparaissent. La communication entre la cavité abdominale et celle que les organes déplacés se sont formées au dehors, devient, du moins en ce qui concerne les aponévroses, de plus en plus libre, de nouvelles parties peuvent accroître successivement le volume de la hernie: ces changements sont accompagnés du rapprochement des deux extrémités des canaux que parcourent certaines hernies, et du redressement du trajet plus ou moins oblique que les viscères ont dû parcourir d'abord.

Il ne faut pas toutefois penser que l'affaiblissement des ouvertures abdominales soit un résultat constant et inévitable de la présence des hernies. Dans ce cas, comme dans ceux où nos tissus sont soumis à une pression continuée, deux effets opposés peuvent avoir lieu: tantôt l'organe usé par la pression s'affaiblit et se détruit; tantôt, au contraire, il s'irrite et augmente de tensité. Le premier cas est le plus commun. Aussi trouve-t-on souvent, lorsque les hernies sont anciennes et volumineuses, les ouvertures inguinales et crurales presque effacées, et réduites en une sorte de tissu cellulaire dense et fibreux; mais d'autres fois aussi le tissu lamineux qui tapisse l'ouverture abdominale s'épaissit, adhère aux aponévroses et, se confondant avec elles, augmente leur solidité; alors les expansions aponévrotiques situées à l'extérieur de l'ouverture abdominale deviennent plus denses, perdent l'aspect resplendissant qui les distingue, et, sur les hernies anciennes, il est souvent impossible de démontrer où finit le contour de l'orifice fibreux du ventre, et où commence la lame dense et serrée qui lui fait suite.

Il est facile de sentir que, dans les hernies formées à travers les éraillements accidentels de la ligne blanche, la dilatation de l'ouverture qui livre passage aux organes est plus facile et plus rapide que celle des orifices naturels de la cavité abdominale. Cette même dilatation est plus prompte encore, ou plutôt n'éprouve presque ni obstacle ni retard, quand la hernie se forme à l'endroit d'une ancienne division faite aux parties charnues de l'enceinte abdominale: aussi les tumeurs de ce genre acquièrent-elles bientôt un grand volume en même temps que leur base devient de plus en plus large. Or, la gêne que les organes déplacés éprouvent étant en raison inverse de la dilatabilité des ouvertures qu'ils franchissent, il est évident que cette gêne est, toutes choses d'ailleurs égales, portée plus loin dans les hernies formées à travers les ouvertures normales à parois solides, que dans les tumeurs placées au devant d'éraillements aponévrotiques ou de cicatrices toujours molles et extensibles. Mais aussi, moins les parties éprouvent d'obstacles à se porter au dehors, et plus elles sont difficilement étranglées : c'est pourquoi les petites hernies sont plus disposées à l'étranglement que celles dont les dimensions sont plus grandes.

Dans les hernies lentement formées, on observe que les viscères, à mesure qu'ils viennent heurter contre l'un des points de l'enceinte abdominale, et que ce point cède et s'entr'ouvre devant eux, on observe, disons-nous, que ces viscères s'allongent et atteignent graduellement à des endroits où ils n'auraient pu parvenir dans l'état normal. Ainsi l'épiploon serait trop court, chez la plupart des sujets, pour parvenir tout-à-coup au fond du scrotum; le mésentère ne permettrait pas à l'intestin grêle de se porter au même point. Cependant l'un et l'autre y parviennent presque toujours dans les hernies. Ce phénomène remarquable a beaucoup occupé les pathologistes. Warthon, Benevoli, Roscius, Brendel et Morgagni croyaient que le relâchement du mésentère et le développement de l'épiploon précèdent les hernies, et constituent une des causes de leur apparition. Mais il arrive alors aux organes dont il s'agit ce que l'on observe dans toutes les parties intérieures du corps : ils se développent spécialement du côté où ils éprouvent le moins de résistance. La faiblesse de l'un des points de l'enceinte abdominale permettant à l'épiploon et à l'intestin de s'y engager, on les voit s'accroître dans ce sens, et bientôt se prolonger au dehors, non-seulement par extension de tissu, mais encore à raison d'une nutrition plus active. Lorsque les hernies se forment brusquement, elles sont presque toujours peu volumineuses d'abord, et les parties qui les constituent restent près des ouvertures abdominales, autant parce qu'elles ne peuvent s'allonger au-delà, que par la résistance que les parties extérieures opposent à leur progression. Mais avec le temps, le tiraillement qu'éprouvent les tissus disparaît par l'accroissement réel de l'organe, et de nouvelles parties peuvent sortir à mesure que celles qui s'étaient déplacées les premières se portent plus loin.

En s'engageant à travers une ouverture abdominale, l'épiploon et l'intestin éprouvent de notables changements dans leur forme et dans leur direction. Le premier de ces organes se dirige de ses attaches à l'estomac et au colon transverse vers l'ouverture qui lui livre passage. Là il se rétrécit, forme des plis longitudinaux, et présente un pédicule plus ou moins étroit. Cette disposition lui donne, dans l'abdomen, une figure triangulaire dont la base est à l'estomac, et le sommet à l'origine de la hernie. Au dedans de celle-ci, l'épiploon s'épanouit de nouveau, et forme une sorte de champignon dont le pédicule est en haut, et le sommet large et plus ou moins volumineux en bas. Est-ce l'intestin qui forme la tumeur? Tantôt une partie seulement de son diamètre ou l'un des appendices digitaux que l'on observe quelquefois à sa surface, a franchi l'une des ouvertures abdominales. Dans ce dernier cas, la portion herniée forme une cavité accessoire à celle de l'organe; son fond, dirigé au dehors, est plus large que son col, qui correspond à l'origine de la tumeur. Lorsque tout le calibre de l'intestin est compris dans la hernie, cet organe, au lieu de former un tube à flexuosités ondulatoires et mobiles, présente une flexion brusque, et des angles invariables gênent la liberté de son canal. Chacun des deux bouts du conduit alimentaire se recourbe à angle plus ou moins obtus à l'instant où il franchit l'ouverture abdominale pour se porter au dehors. Parvenus dans la hernie, les bouts s'écartent de nouveau, se mettent plus à l'aise, et se réunissent en formant de nouveaux angles, qui varient suivant la quantité d'intestins déplacés et le degré d'allongement du sac herniaire. Dans les hernies scrotales, il arrive assez fréquemment, ainsi que l'a remarqué Scarpa, que l'intestin se contourne sur lui-même en forme de 8, ce qui nuit beaucoup à l'exercice de ses fonctions.

Comprimées avec plus ou moins de force à l'ouverture qui leur donne passage, les parties déplacées éprouvent une gêne considérable dans l'abord du sang artériel et le retour du sang veineux. Une irritation lente, obscure dans ses phénomènes, mais facile à démontrer par les traces qu'elle laisse après elle, altère presque toujours leur organisation. L'épiploon, par exemple, est fréquemment alors le siége d'un développement graisseux, qui le convertit en une masse solide de deux, trois ou quatre pouces d'épaisseur. Il semble que cette accumulation de la graisse dans un tissu déjà frêle et délicat y étouffe les mouvements vitaux; car l'épiploon, parvenu à cet état, ne peut supporter la plus légère irritation, sans tomber dans une fonte putride, qui s'étend quelquefois jusqu'à l'intérieur de l'abdomen. D'autres fois, cet organe habituellement comprimé, soit par des bandages, soit par l'ouverture aponévrotique qu'il franchit, se durcit, et forme une masse presque fibreuse qui s'oppose, chez beaucoup de sujets, à la réduction de la hernie. Dans quelques cas, les replis du pédicule de l'épiploon s'agglutinent en même temps que cet organe éprouve dans cet endroit l'induration dont il s'agit: il constitue alors un cordon fibreux plus ou moins long, et qui s'adapte exactement au canal qu'il parcourt. L'épiploon, ainsi altéré et placé dans le scrotum, a quelquefois été pris pour un troisième testicule, et même pour un sarcocèle, ainsi que l'ont constaté plusieurs anatomistes. Au rapport d'Arnaud et de Chéselden, des kistes séreux ou des hydatides, développés dans l'épiploon, en ont imposé, chez certains sujets, pour de simples collections de liquide; et, dans un cas d'oschéocèle rapporté par Lasnier, pour une hydrocèle de la tunique vaginale. Plusieurs chirurgiens, et entre autres Marjolin, ont trouvé que l'épiploon, situé au dehors, était devenu cartilagineux et même osseux. D'autres fois, cet organe a éprouvé une véritable dégénération squirreuse ou cancéreuse. Le mésentère partage ordinairement les altérations de l'épiploon. il devient souvent comme lui le siége d'une nutrition exubérante et d'un amas de graisse qui augmente beaucoup son volume.

Relativement à l'intestin, la constriction qu'il éprouve à l'ouverture abdominale entraîne quelquefois l'épaississement et l'induration de ses parois, de telle sorte, que son calibre rétréci n'est plus susceptible de reprendre son diamètre normal. Ritsh a vu, à la suite d'une opération de hernie, les accidents persister après la mort du sujet : l'intestin paraissait extraordinairement resserré aux endroits comprimés par l'anneau; il semblait que cet organe eût été entouré d'une ficelle. Sa cavité étant ouverte, on vit que ses parois internes s'étaient agglutinées, et que sa partie supérieure ne communiquait plus avec celle qui était placée au dessous de la hernie. Mertrud et Courtavoz ont observé des cas analogues. Quelquefois, ainsi que le rapportent Garangeot, Arnaud et Pott, la portion d'intestin comprise dans la hernie est revenue sur elle-même, et presqu'entièrement oblitérée. La compression exercée sur les hernies par des bandages mal faits, est la cause la plus fréquente de ces altérations. Il semble, d'après une observation de Rigal, que l'inflammation aiguë puisse en peu de jours unir entre elles

les parois internes du canal digestif étranglé. Ce praticien, opérant une hernie inguinale, trouva l'intestin oblitéré par une adhérence de ce genre. Il n'hésita pas à fendre l'organe; il détruisit avec le doigt l'agglutination de ses parois, et procéda ensuite à la réduction. Chez certains sujets, l'intestin, loin de se rétrécir dans la portion déplacée, se dilate au contraire, s'amincit, et perd une partie de son ressort, ce qui détermine de fréquents embarras dans le cours des matières stercorales.

En sortant de la cavité abdominale, les viscères qui forment les hernies poussent presque constamment au devant d'eux une portion du péritoine, qui leur sert d'enveloppe immédiate, et qui constitue le sac herniaire. Cette ancienne erreur, qui consistait à attribuer les hernies subitement formées à la rupture de la membrane séreuse abdominale, a été trop solidement réfutée par Ruysch, Haller et Morgagni, pour qu'il soit nécessaire d'accumuler encore contre elle de nouvelles preuves. Il ne faut lire qu'avec une extrême défiance, ou même rejeter entièrement, les observations de Bonet, de Salzmann, d'Arnaud, de Garengeot et de quelques autres, relativement aux hernies précédées de la déchirure du péritoine. Les seules hernies qui soient complètement dépourvues de sac herniaire, sont celles qui succèdent à d'anciennes blessures pénétrantes de l'abdomen. Dans ces cas, les viscères agissent sur la cicatrice celluleuse et faible qui réunit la plaie; ils trouvent plus de facilité à distendre son tissu qu'à pousser devant eux le péritoine. Il est vraisemblable, d'ailleurs, qu'au voisinage des lèvres de la solution de continuité, cette membrane a contracté, avec les parois abdominales elles-mêmes, des adhérences qui s'opposent à ce qu'elle puisse se porter au dehors. Les hernies qui succèdent à la destruction du sac herniaire, ou à son incision pendant des opérations antérieures, sont, par la même raison, privées de prolongement péritonéal. Les cystocèles périnéales et vaginales et quelques hernies diaphragmatiques ne sont pas non plus entourées de sac herniaire.

D'autres tumeurs ne présentent qu'une enveloppe séreuse incomplète. Ce sont celles qui sont formées par des organes dont la surface n'est pas elle-même entièrement recouverte par le péritoine. La vessie, le cœcum, la portion iliaque gauche du colon et le commencement du rectum, forment presque toujours des hernies de ce genre, que Scarpa désigne sous le nom de hernies avec adhérence charnue naturelle. Il est facile d'observer dans tous ces détails le procédé suivant lequel s'opèrent en général les hernies de ce genre et celles du cœcum en particulier. Tantôt cet organe, rapproché seulement des ouvertures inguinale ou crurale, semble prêt à s'y engager; tantôt, parvenu au pli de l'aine ou à la partie supérieure de la cuisse, il fait complètement saillie au dehors.

A mesure qu'il descend, il attire avec lui le péritoine, qui recouvre sa partie antérieure. Cette membrane se replie alors au devant et au côté externe de la hernie, et forme un sac dans lequel flotte l'appendice cœcal, et qui peut admettre facilement, soit des circonvolutions de l'intestin grêle, soit quelques parties de l'épiploon. Lorsque la hernie du cœcum est secondaire, la fin de l'intestin grêle, parvenue la première au dehors, attire la poche du cœcum, qui s'applique alors à la partie postérieure et interne du sac, dont elle semble former un appendice. Les seules hernies cœcales qui présentent un sac herniaire complet, sont celles dont les enfants sont quelquefois atteints, et qui dépendent, ainsi que l'ont constaté Wrisberg, Sandifort et Dupuytren, de l'adhérence du testicule au cœcum: alors la tunique vaginale reçoit l'intestin et l'enveloppe de toutes parts. Nous ne pensons pas, malgré les assertions contraires de Chopart et de Desault, qu'il existe des hernies cœcales entièrement privées de sac herniaire, ou, comme le dit Sernin, akystiques. Ces observations sont en tout applicables aux hernies de la vessie, du colon et du commencement du rectum, à travers l'un des points de la paroi abdominale antérieure.

Excepté ces cas spéciaux, qui constituent de véritables exceptions, toutes les hernies abdominales sont pourvues de sac herniaire. Ce sac se forme à la fois par la distension et par la locomotion du péritoine. Unie aux parois du bas-ventre, au moyen d'un tissu cellulaire lamelleux peu serré, cette membrane est susceptible de glisser aisément d'un endroit à l'autre. On observe cependant, sous ce rapport, des différences notables entre les divers sujets. Chez les uns, le péritoine est très-mobile; chez d'autres, il est plus solidement attaché aux parois qu'il tapisse. Dans certains cas, on le trouve très-mince et très-extensible, tandis qu'il est, dans d'autres occasions, épais, opaque, résistant et difficile à étendre. Lorsqu'on porte le doigt dans l'abdomen d'un cadavre, et qu'on le pousse de dedans en dehors, à travers une des ouvertures de cette cavité, on voit distinctement le péritoine s'étendre, et en même temps cheminer vers l'endroit où on le force de s'engager. Il est évident que, plus cette membrane est fine et fortement adhérente, plus elle s'étend au lieu de se déplacer; elle se déplace au contraire beaucoup plus qu'elle ne s'étend, lorsqu'elle est forte et lâchement fixée aux parois abdominales. C'est à raison de ces différences, que chez quelques sujets, les sacs herniaires paraissent formés par le péritoine, dont la texture n'a éprouvé aucune altération; tandis que, sur d'autres malades, on trouve que cette membrane est amincie, éraillée et marquée de vergetures analogues à celles que présentent les téguments lorsqu'ils ont été distendus outre mesure.

La portion du sac qui correspond à l'ouverture abdominale est étroite, appliquée aux viscères par sa face interne, et aux fibres aponévrotiques ou charnues des parois du ventre par sa face extérieure : c'est ce que l'on appelle le collet du sac herniaire. Durant les premiers temps de la formation de la hernie, son enveloppe péritonéale n'ayant pas contracté d'adhérences au dehors, est susceptible de rentrer, de s'épanouir de nouveau dans l'abdomen, et de disparaître entièrement. Cependant le péritoine reste toujours flasque et relâché au niveau de l'ouverture qu'il a déjà franchie, de telle sorte qu'il est très-disposé à ressortir lorsque la hernie peut reparaître. Le collet du sac, mou, lâche, offrant des plis longitudinaux formés par le rapprochement de ses parois, est sans action sur les viscères; mais en devenant anciennes, ces dispositions éprouvent des changements considérables. On voit alors le collet du sac devenir solide et résistant; son rétrécissement, qui était d'abord le résultat passager de l'action exercée sur lui par les bords de l'ouverture abdominale, devient permanent; ses replis s'agglutinent et se confondent entre eux, et bientôt la poche dont il forme l'orifice, constitue une dépendance de la cavité péritonéale, qu'il est impossible de faire disparaître autrement que par l'adhésion mutuelle ou par la destruction de ses parois.

Il serait presque impossible d'énumérer toutes les variétés de dimension et de structure que le sac herniaire peut présenter. En se développant, il s'avance et chemine vers les parties qui lui offrent le moins de résistance; de là, les formes cylindroïde, aplatie sur deux faces opposées, globuleuse ou pyriforme qu'il présente. Si, pendant qu'il est renfermé, soit dans un canal aponévrotique, soit entre deux lames fibreuses, se présente une ouverture ou un point moins résistant que les autres, le sac ne manque pas de s'y engager, et de s'accroître dans la nouvelle direction qui se présente. C'est ainsi que se forment ces sacs irréguliers, à cavités multiples, et dont les diverses parties présentent des axes différents qu'il importe de distinguer dans l'opération du taxis. Quelquefois le sac se relève, en se contournant au dessus de l'ouverture par laquelle il est sorti; d'autres fois, il se porte latéralement. On l'a vu s'insinuer dans des éraillements aponévrotiques placés à son voisinage, et former ainsi des hernies secondaires. Chez un sujet dont Laënnec a fait la dissection, le sac herniaire, appliqué avec force contre la paroi abdominale, avait éraillé, usé l'aponévrose du muscle grand oblique, et était rentré dans le ventre, non loin de l'anneau inguinal par lequel il était sorti, pour se développer entre la face externe du péritoine et la face interne du muscle transverse.

Lorsque le collet du sac est placé dans un canal de deux orifices aponévrotiques, il présente lui-même deux resserrements distincts, deux collets, dont l'un correspond à l'ouverture extérieure, et l'autre à l'ouverture interne du canal. Les sacs herniaires qui présentent à l'extérieur plusieurs rétrécissements ou plusieurs collets, ont presque toujours été formés successivement. Supposons qu'un sac dont le collet est formé définitivement, soit obligé de recevoir tout-à-coup une plus grande quantité de parties ; alors, s'il adhère fortement au contour de l'orifice aponévrotique qu'il embrasse, ces parties pourront pénétrer dans sa cavité malgré sa résistance, et s'étrangler immédiatement. Si, au contraire, le collet du sac est solide et faiblement uni à l'ouverture abdominale, il descendra, poussé par les viscères qui agissent sur lui, et un sac nouveau se formera à sa partie supérieure. Que ce mécanisme se répète plusieurs fois, le sac prendra la forme d'un cylindre divisé par un plus ou moins grand nombre de rétrécissements ; c'est ce qui constitue les sacs en chapelet. Suivant que le sac nouveau a poussé devant lui l'ancien dans une direction perpendiculaire ou oblique au plan du premier collet, l'ouverture de celui-ci se trouve placée dans l'axe total des deux sacs réunis, ou plus ou moins inclinée sur cet axe. Il peut se faire que le péritoine de l'abdomen, en formant un sac nouveau, cède beaucoup plus dans un point que dans l'autre ; alors la nouvelle hernie, au lieu de descendre directement sur l'ancienne, glissera sur l'un de ses côtés. Si alors le premier collet s'éloigne cependant aussi de l'anneau, il se formera un sac à deux cavités latérales dont le plus ancien paraîtra être un appendice de l'autre. Si, au contraire, en même temps qu'un nouveau sac se forme, l'ancienne hernie demeure dans sa situation primitive, on observera une double poche péritonéale dont les deux parties, distinctes et accolées dans toute leur étendue, se réunissent à un orifice commun qui les fait communiquer avec l'abdomen. Albinus, Massalien et Arnaud avaient déjà observé cette disposition, sur la réalité de laquelle on avait cependant élevé des doutes, mais qui a été de nouveau démontrée par les anatomistes les plus exacts de nos jours. C'est par un mécanisme semblable que se forment de nouvelles hernies inguinales placées à côté des hernies congéniales, et n'ayant avec elles qu'un sous-orifice abdominal; Sandifort, Brugnogne et Wilmer ont décrit des cas de ce genre. Mais une des causes des plus fréquentes de doubles hernies formées à travers la même ouverture abdominale, est la présence de quelque cordon vasculaire, fibreux ou autre, qui sépare cette ouverture en deux parties, dans chacune desquelles une hernie peut se former. A côté du conduit naturel qui reçoit la première hernie, se forme, chez certains sujets, un éraillement dans lequel s'engage un nouveau sac, qui n'est séparé du premier, à son origine, que par une bande fibreuse quelquefois fort mince. Lorsqu'on tire sur l'une des poches, on voit souvent dans ces cas l'autre remonter, et le péritoine aller ainsi alternativement de l'une à l'autre. On a vu trois, quatre et même un plus grand nombre de tumeurs herniaires se former ainsi les unes près des autres.

Lorsqu'une hernie a été pendant long-temps contenue, la pression exercée par le bandage sur le collet du sac peut l'avoir oblitéré. Si alors un autre déplacement des viscères abdominaux se forme, l'ancien sac, entraîné par le nouveau, s'épanouit sur lui, et constitue à sa surface un kiste séreux plus ou moins considérable. Dans d'autres occasions, le fond du sac ancien ayant contracté des adhérences solides au voisinage de l'anneau, son orifice peut seul descendre, et il forme sur les côtés de la nouvelle hernie, un appendice digital qui semble rétrograder et se porter, de bas en haut, vers l'abdomen.

Les maladies du sac herniaire ne sont pas moins variées que ses dispositions anatomiques. Cet organe peut être blessé par des instruments tranchants, et si alors il est vide, ses parois se réunissent avec facilité. On a vu certains sacs, remplis tout-à-coup et outre mesure par de nouvelles quantités de parties, se rompre, et les viscères, passant à travers la déchirure, se répandre dans le tissu cellulaire. Des percussions violentes, dirigées sur les hernies, ont souvent déterminé le même effet. Juville, Morgagni, J.-L. Petit, Pipelet, Cruveilhier, rapportent plusieurs observations de ce genre. Chez certains sujets, le sac déchiré s'est ouvert dans la tunique vaginale, ou dans la cavité d'une hydrocèle, ainsi que Dupuytren en a observé quelques exemples.

Quelques chirurgiens ont établi que, plus les hernies sont petites, plus leur sac est épais; Monro, entr'autres, établissait qu'en s'étendant, le péritoine s'amincit toujours. Scarpa prétend que jamais le sac herniaire lui-même ne s'épaissit, et que l'augmentation de densité que l'on a cru y reconnaître, dépend toujours de la condensation des feuillets celluleux qui le revêtent; mais ces propositions sont trop générales et trop exclusives. On a constaté que l'enveloppe péritonéale des hernies anciennes acquiert quelquefois une épaisseur assez considérable. Il ne faut pas croire cependant que les hernies les plus récentes soient celles qui ont toujours les sacs les plus minces; une multitude de faits s'élèveraient contre cette assertion. Enfin, Ch. Bell et Dupuytren ont observé que, dans certaines hernies anciennes et volumineuses, le sac herniaire acquiert une telle ténuité, qu'il ressemble à l'enveloppe d'une hydatide, et que sa disparition totale et sa résolution en tissu cellulaire paraissent imminentes. Le péritoine est d'autant plus susceptible d'éprouver des transformations celluleuses de ce genre, qu'il est lui-même formé de feuillets lamineux condensés.

Le sac herniaire est exposé à des inflammations dont les unes dépendent des causes d'irritation auxquelles il est soumis, tandis que les autres lui sont communiquées par le péritoine. Les premières peuvent également remonter, par continuité de tissu, jusque dans l'abdomen; mais ce cas est assez rare. Quoi qu'il en soit, l'enveloppe péritonéale des hernies est susceptible de se remplir d'une sérosité jaunâtre, abondante, et qui constitue quelquefois une véritable hydropisie locale. Il se pourrait même que ce liquide étant exhalé en grande quantité par la tunique herniaire, et s'écoulant incessamment dans l'abdomen, devînt la source d'une hydropisie ascite. Chez d'autres sujets, au contraire, le liquide, sécrété par le péritoine abdominal, descend dans le sac et le distend. L'inflammation de ce dernier organe donne quelquefois lieu à l'élaboration d'une plus ou moins grande quantité de pus, qui constitue un véritable abcès. Mais elle a pour effet le plus constant de provoquer l'exhalaison d'une lymphe concrescible, qui devient la base des membranes anormales et des adhérences qui compliquent si fréquemment les hernies anciennes. Le péritoine est assez souvent le siége, dans les hernies, de taches rouges, brunes ou noirâtres, qui dépendent d'une altération particulière de cette membrane, et que l'on pourrait prendre pour des traces de gangrène, si elles ne se manifestaient sur des parties qui ne semblent pas même avoir été vivement enflammées. Enfin, l'irritation chronique du sac herniaire a quelquefois occasionné des transformations fibreuses, fibrocartilagineuses, cartilagineuses et même osseuses de cet organe.

Dans les premiers temps de la formation des hernies, le sac péritonéal, subitement placé au milieu des parties avec lesquelles il n'avait précédemment aucun rapport, est libre, sans adhérences, facile à repousser dans l'abdomen : il prend toutes les formes que ces parties veulent lui communiquer; mais, à mesure que la hernie devient plus ancienne, le sac s'attache aux tissus qui l'avoisinent, des adhérences celluleuses multipliées le retiennent au dehors. Tantôt molles et lâches, ces adhérences permettent à la tumeur de se déplacer aisément; tantôt épaisses, serrées et presque fibreuses, elles la fixent solidement dans sa situation primitive. Distendues et pressées à leur tour par la hernie, les parties qui la revêtent extérieurement sont fréquemment altérées dans leur texture. Les téguments s'amincissent presque toujours, et deviennent d'autant plus faibles et plus tendus, que la tumeur est plus volumineuse. Les feuillets aponévrotiques et celluleux placés entre eux et le sac herniaire, étant soumis à des tiraillements considérables, sont graduellement usés, confondus, et finissent par disparaître au point qu'il semble impossible d'inciser la peau sans pénétrer du même coup dans la hernie. Chez d'autres sujets, les parties comprimées par le bandage se condensent; des feuillets celluleux anormaux s'organisent, et ressemblent si bien au sac herniaire, que l'on a vu des chirurgiens habiles s'y méprendre, procéder au débridement, et même tenter la réduction, alors que les parties n'étaient pas à découvert. Les feuillets dont il s'agit sont quelquefois entièrement fibreux, et ont été pris pour des expansions aponévrotiques des muscles abdominaux, jusqu'à ce que Gunz, Haller et Monro aient démontré leur véritable nature. Toutes les parties comprises entre la peau et le sac herniaire ont été trouvées réunies et confondues en une masse dense et fibro-celluleuse très-résistante. Il existe, chez certaines personnes, au devant du sac herniaire, des paquets graisseux plus ou moins considérables, qui en ont imposé pour des masses d'épiploon: la méprise est presque inévitable, lorsque ces paquets, placés à la paroi postérieure du sac, font saillie dans sa cavité, et paraissent y être contenus.

On a quelquefois trouvé, au devant du sac herniaire, des kistes séreux qui provenaient, ou d'anciennes poches péritonéales oblitérées à leur collet et descendues en même temps qu'une hernie nouvelle, ou de la transformation du tissu cellulaire en un organe exhalant. Un kyste de ce genre ayant été pris, par Lecat, pour un sac herniaire, la hernie fut réduite en bloc, et le malade mourut d'un étranglement entretenu par l'enveloppe séreuse de la tumeur. Des abcès formés dans le tissu cellulaire qui avoisine les hernies ont fait quelquefois méconnaître celles-ci, et ont été la cause d'accidents funestes, soit que le praticien inattentif eût ouvert l'intestin en donnant issue au pus, soit qu'arrêté par le foyer, il eût entièrement méconnu l'existence de la tumeur formée par les viscères abdominaux.

Telles sont les principales dispositions que présentent le plus ordinairement les parties qui constituent, qui enveloppent et qui avoisinent les tumeurs herniaires. Il n'est aucune des variétés de forme et de structure dont nous avons parlé, qui ne soit importante à connaître, et dont on ne doive tenir compte pendant les opérations. Examinons ce que deviennent, après la réduction, chacune des parties sur lesquelles nous venons de jeter un coup-d'œil rapide.

Relativement au sac herniaire, il rentre en même temps que les parties, lorsque la tumeur est petite et récente. Le péritoine abdominal revient alors sur lui-même, et reprend sa situation normale. Toutes les fois que l'enveloppe séreuse de la hernie n'a pas eu le temps de prendre une organisation conforme à sa destination nouvelle, on peut espérer sa disparition complète après la réduction de la tumeur. En effet, le péritoine, qui est doué d'élasticité, retire graduellement la poche qu'il formait, élargit le collet du sac, et en rapproche le fond de l'ouverture abdominale. Chez les sujets où la portion de l'enveloppe herniaire, qu'embrassaient les aponévroses, était déjà devenue dense et opaque, on a retrouvé à l'intérieur les vestiges de cette partie, sous la forme de stigmates rayonnés, disposés en cercle autour de l'orifice interne de l'ouverture à laquelle elle avait correspondu, et d'autant plus éloigné d'elle, qu'une plus grande étendue de son sac herniaire était déjà rentrée. Ce mouvement rétrograde et l'épanouissement de la tunique péritonéale des hernies sont rendus difficiles ou même impossibles par les adhérences qu'elle a souvent contractées au dehors, et par la densité du col. L'ampliation de l'utérus, l'accumulation de la graisse entre le péritoine et les parois de l'abdomen, l'adhérence de l'intestin ou de l'épiploon au collet du sac, sont autant de causes qui peuvent déterminer la réduction de celui-ci, sans altérer la forme qui lui est propre. C'est ainsi qu'on a trouvé d'anciens sacs placés entre le péritoine et le muscle transverse, non loin des ouvertures par lesquelles des hernies étaient sorties; d'autres avaient été attirés jusque sur la vessie, le cœcum ou d'autres organes. L'enveloppe séreuse des hernies anciennes reste presque toujours au dehors. Alors elle est susceptible de se remplir de sérosité, de pus, ou de disparaître entièrement par l'adossement de ses parois opposées et sa conversion en tissu cellulaire. L'oblitération a quelquefois lieu, au contraire, par la coarctation graduelle des parois du sac, et par l'action des tissus voisins, qui tendent à se rapprocher de plus en plus. Cette action peut avoir enfin pour effet de repousser et de pelotonner, au devant de l'ouverture par laquelle il est sorti, le prolongement péritonéal des hernies réduites; on le trouve quelquefois replié sur lui-même à cet endroit, et prêt à recevoir de nouveau les viscères, s'ils pouvaient sortir.

Après la réduction des hernies, les tissus extérieurs qu'elles avaient écartés reprennent leur situation normale; ils se rapprochent, s'unissent, et toutes ces traces de maladie disparaissent. Longtemps encore après la rentrée de la tumeur, on trouve cependant, chez quelques sujets, une sorte de cavité à parois adossées, formée par les lames celluleuses rapprochées et non réunies. Ces cavités, comme celles des sacs herniaires, s'oblitèrent enfin, ou elles deviennent le siége, soit de collections de liquides divers, soit de transformations organiques variées.

Les irritations dont le péritoine qui revêt immédiatement les viscères abdominaux et celui qui forme le sac herniaire sont fréquemment le siége, laissent presque toujours à leur suite des adhérences qui unissent entre elles ces diverses parties. Ces adhérences sont filamenteuses ou immédiates; parmi ces dernières, il faut distinguer celles qui sont couenneuses et molles, de celles qui sont solides et celluleuses. Cette classification nous semble plus méthodique et plus simple que celles de Richter et de Scarpa. Les adhérences filamenteuses se présentent ordinairement sous la forme de filets celluleux plus ou moins longs, tantôt grêles et isolés, tantôt volumineux et rapprochés les uns des autres. Les parties auxquelles ces filaments s'attachent, peuvent glisser les unes sur les autres, et s'écarter à une distance marquée par la longueur du moyen d'union placé entre elles. Les adhérences immédiates fixent, au contraire, les organes de manière à ne leur permettre aucun mouvement; les surfaces qu'elles réunissent sont accolées, et ne sauraient se séparer. Mais celles de ces adhérences qui sont molles et couenneuses, n'ayant pas encore acquis le complément de leur organisation, peuvent être aisément déchirées et détruites, au moyen des doigts ou du manche d'un scalpel : elles ne sauraient résister à une traction un peu forte. Les adhérences celluleuses et immédiates ont, au contraire, une texture serrée; un tissu lamineux à mailles solides les constitue, et, pour les détruire, l'instrument tranchant et une dissection longue et délicate seraient nécessaires. Souvent elles réunissent les parties si intimement, qu'il serait fort difficile de les séparer sans s'exposer à les entamer avec le scalpel. Les membranes anormales, qui constituent les adhérences dans les hernies, peuvent s'étendre isolément sur les organes abdominaux ou à la face interne du sac herniaire, mais, le plus souvent, elles envahissent en même temps les unes et les autres de ces parties. Dans le premier cas, les intestins et l'épiploon, seuls ou réunis, sont agglomérés en une seule masse, qui est libre au milieu de l'enveloppe séreuse de la tumeur; dans le second, la tunique péritonéale de la hernie est plus ou moins épaisse. Quelquefois encore la membrane anormale se détache de la surface interne du sac herniaire, et se précipite au fond de la poche qu'il constitue, où elle se mêle à de la sérosité, et se détruit. Enfin, lorsque les viscères et le sac sont envahis à la fois, toutes ces parties se réunissent, et, chez certains sujets, se confondent au point qu'il est presque impossible de parvenir jusqu'aux intestins sans les ouvrir.

Il serait fort important de reconnaître, par le toucher, les adhérences qui existent dans les tumeurs herniaires. Arnaud a tenté, non-seulement d'établir le diagnostic de ces complications, mais de faire distinguer chacune de leurs espèces. Il suffit de parcourir ce que ce praticien et ceux qui l'ont imité ont écrit sur ce sujet, pour se convaincre de l'impossibilité absolue où l'on est de reconnaître positivement, avant l'opération, la présence de membranes anormales dans les hernies. L'ancienneté de la tumeur, et l'usage de brayers mal faits qui la comprimaient sans la contenir, sont des circonstances qui favorisent, mais qui ne peuvent démontrer l'établissement des adhérences dans les hernies. La réductibilité d'une partie de la tumeur, tandis que l'autre refuse de franchir l'ouverture abdominale, n'est propre non plus qu'à faire présumer l'existence de liens membraneux entre les viscères et le sac; car ce phénomène dépend assez souvent de toute autre cause que de celle qui nous occupe. Quelques chirurgiens ont cependant attaché une grande importance aux phénomènes produits par les adhérences des viscères déplacés au sac herniaire. Ils ont même été jusqu'à recommander l'opération afin de la détruire, et mettre les malades à l'abri des dangers dont elles peuvent être la source. Sharp et Richter ont vu cette opération devenir funeste à plusieurs malades, et l'on conçoit en effet que, ne pouvant connaître *à priori*, ni la nature, ni le siége des adhérences que l'on croit exister, il doit arriver, ou que le chirurgien soit obligé de les abandonner, ou que des dissections dangereuses deviennent nécessaires pour le détruire. Mais il serait inutile de combattre plus longuement des erreurs de ce genre ; elles ne comptent plus aujourd'hui de partisans ; et toutes les fois que les hernies ne sont pas étranglées, on doit les traiter au moyen du nouveau spécifique que nous indiquons dans cet ouvrage, qu'elles soient ou non compliquées d'adhérences. Enfin, toutes hernies réductibles peuvent être guéries par ce moyen.

Les accidents occasionnés par les hernies simples, de médiocre volume, et qui ne sont pas trop resserrées par l'orifice abdominal ou par le collet du sac, ne présentent ordinairement aucune gravité. Quelques désordres dans la digestion, des coliques médiocrement vives, un sentiment de gêne et d'embarras, produit par l'abord des matières stercorales dans la tumeur, tels sont les phénomènes qui accompagnent les hernies intestinales, et qui sont d'autant plus intenses et plus souvent renouvelés, que la tumeur est plus ancienne, plus volumineuse, et que le sujet fait usage d'une plns grande quantité d'aliments. Dans les hernies épiploïques, les malades éprouvent, après le repas, quelques tiraillements à l'estomac et de la difficulté à porter le tronc en arrière; mais ces accidents ne se manifestent que dans les épiplocèles volumineuses, et dans celles où l'épiploon, ayant contracté des adhérences avec les parois du sac, éprouve un allongement considérable pendant la réplétion de l'estomac.

C'est de l'inflammation intestinale ou épiploïque que dépendent tous les accidents graves des hernies. Tantôt elle est la suite de percussions ou de contusions éprouvées par les organes déplacés; tantôt elle résulte de la gêne que ces organes éprouvent dans les hernies anciennes, ou de l'accumulation de gaz, de matières stercorales, de corps étrangers dans l'intestin incarcéré; tantôt enfin, elle est le résultat de la constriction exercée par les enveloppes ou par le collet de la tumeur sur les parties qu'elle renferme. Indépendamment de la délicatesse et de l'importance des organes qui forment les hernies abdominales, ce qui augmente le danger des inflammations dont ces organes sont le siége pendant leur déplacement, c'est la constriction ou l'étranglement qu'ils éprouvent presque toujours alors, qui donne de nouvelles forces à l'irritation et aux accidents qu'elle entraîne. Mais cette constriction n'est pas toujours, ainsi qu'on l'a cru pendant long-temps, la cause unique et primitive de tous les accidents. Chez quelques sujets, au contraire, elle n'est que secondaire; c'est-à-dire, que l'étranglement n'a lieu qu'à raison du gonflement de l'organe, irrité par l'afflux des liquides, et qui devient trop volumineux pour être contenu dans les parties peu extensibles qui l'entourent.

Goursaud et ses successeurs ont divisé tous les accidents des hernies en ceux qui dépendent de l'engouement, et en ceux qui sont le résultat de l'étranglement des intestins déplacés. Mais il est évident que cette classification n'embrasse qu'une partie des causes susceptibles de déterminer l'inflammation intestinale dans les tumeurs herniaires. Dans l'un et dans l'autre des cas qu'elle comprend, le cours des matières fécales est également interrompu dans la hernie, et les accidents sont de même nature, à leur acuité et à leur intensité près. Scarpa, Delpech, Lawrence et quelques autres, sentant les vices de la division de Goursaud, distinguèrent l'étranglement en deux variétés : l'étranglement aigu et l'étranglement chronique. Cette manière de considérer les accidents de la hernie n'est pas plus méthodique et plus exacte que l'autre ; car, en l'adoptant, on ne tient pas compte des irritations qui précèdent l'étranglement, ou qui se manifestent sans que la constriction des parties les complique. L'inflammation est, dans tous les cas, le phénomène fondamental de la maladie ; c'est elle qui détermine tous les accidents secondaires, il faut donc la prendre pour base de toutes les distinctions à établir entre les lésions dont elle est la source. Nous diviserons donc les lésions dont les hernies peuvent être le siége en deux sections, dont l'une comprendra les inflammations lentes ou chroniques, et l'autre les phelgmasies aiguës dont les organes incarcérés peuvent être le siége. En parcourant successivement les causes diverses de ces affections, nous indiquerons les modifications que chacune d'elles produit dans les phénomènes qui les caractérisent.

Dans les entérocèles anciennes, volumineuses et non réductibles, des douleurs assez vives surviennent fréquemment quelques heures après le repas: ces douleurs, qu'une longue station, des marches forcées ou des efforts violents déterminent presque toujours, sont suivies de nausées, de vomissements, d'un sentiment intérieur de faiblesse et de défaillance, qui dépendent de la gêne extrême qu'éprouve l'intestin incarcéré. Si l'on examine alors la hernie, on la trouve en effet plus volumineuse, plus rénitente, plus sensible que dans l'état ordinaire : il est évident qu'elle est remplie de matières stercorales ou gazeuses, qui distendent l'intestin, l'irritent, et ne peuvent que difficilement passer dans le bout inférieur du canal digestif. Cet embarras n'est cependant pas assez considérable pour ne pouvoir être surmonté : quelques boissons délayantes, le repos, des frictions ou de douces pressions exercées sur la tumeur, des lavements émollients, suffisent ordinairement pour dissiper ce premier degré d'irritation et d'engouement. Mais la répétition fréquente de ces accidents, les indigestions qui les accompagnent, les irritations gastro-intestinales qu'ils laissent après eux, entraînent l'amaigrissement du sujet et la diminution graduelle des forces. Aussi rencontre-t-on un assez grand nombre de malades chez lesquels des hernies, abandonnées à elles-mêmes, ont déterminé, avec une gastro-entérite chronique, un affaiblissement extraordinaire, et un état plus ou moins avancé de marasme.

Lorsque les causes des embarras intestinaux dont nous venons de parler sont plus violentes, les accidents qu'elles déterminent ont plus d'intensité, et se dissipent plus difficilement. Qu'une grande quantité de matières fécales arrive à la fois dans un intestin irrité, dont les tuniques sont affaiblies, ainsi qu'on l'observe dans les hernies considérables et anciennes, alors l'organe se laisse distendre autant que le permettent son extensibilité et la résistance du sac herniaire et des parties voisines. Ralenti d'abord, le cours des matières fécales est bientôt arrêté, et le bout supérieur de l'intestin partage l'extension et l'irritation de celui qui forme la hernie. Dans les premiers instants, celle-ci est molle; mais elle devient bientôt d'autant plus rénitente que sa distension fait plus de progrès, Obscures dans le principe, les douleurs acquièrent graduellement plus de violence; les coliques s'étendent successivement de la tumeur au reste du ventre; des nausées, des envies de vomir, des vomissements surviennent. Les matières, rendues d'abord chymeuses et ensuite bilieuses et muqueuses, sont bientôt entièrement stercorales. Après un temps plus ou moins long, et qui varie depuis un ou deux jours jusqu'à quinze à vingt, les intestins incarcérés, fatigués, dilatés et irrités, s'enflamment, et réagissant avec force contre les parois du sac et de son col, se trouvent comprimés et étranglés par ces parties. Alors la scène change. La tumeur, d'indolente qu'elle était, devient très-douloureuse au toucher; le ventre est tendu, et sensible à la plus légère pression; les hoquets, les vomissements se succèdent avec rapidité; une agitation considérable se manifeste; le pouls, qui offrait à peine quelqu'altération, devient petit, vif et fréquent. Ces accidents tardent d'autant plus long-temps à paraître, que le sujet est plus âgé et moins irritable; que l'ouverture abdominale ou le collet du sac, plus large, interrompt plus difficilement le cours des matières intestinales; enfin, que l'intestin est moins disposé à contracter une vive inflammation. Mais aussi, lorsque celle-ci survient enfin, ses progrès sont rapides, au milieu de parties engorgées par des substances irritantes et très-putrescibles, et la gangrène la termine en peu de jours, quelquefois même en peu d'heures.

Des corps étrangers, tels que des noyaux de cerises, des vers intestinaux ou d'autres matières analogues, ont quelquefois obstrué la portion du canal digestif qui constitue la hernie, et provoqué l'apparition des phénomènes qui viennent d'être décrits.

Parmi les causes susceptibles de provoquer l'inflammation vive et aiguë de l'intestin déplacé, indépendamment de toute constriction exercée sur lui, on doit ranger les coups portés sur la hernie; les corps étrangers aigus, tels qu'une arête de poisson, une pièce d'os, des aiguilles, etc., arrêtés dans la tumeur; les irritations gastro-intestinales qui, propagées le long du canal digestif jusqu'à la portion incarcérée, y déterminent des phénomènes d'autant plus graves, que cette portion était déjà le siége d'une irritation antérieure plus ou moins vive. C'est ainsi que Richter admettait l'existence d'étranglements bilieux, muqueux, vermineux et autres. Quant à la constriction qu'il attribue au resserrement actif des fibres aponévrotiques sur les parties qu'elles embrassent, cette cause d'inflammation est entièrement chimérique.

L'étranglement dans les hernies peut à son tour être déterminé de plusieurs manières. Le plus ordinairement, cet accident résulte d'un effort durant lequel de nouvelles parties sont poussées dans la tumeur. Alors, l'ouverture abdominale, le collet du sac, ou les autres rétrécissements accidentels du sac herniaire se laissent distendre momentanément pour admettre ce surcroît de matières; mais revenant bientôt sur eux-mêmes, ils compriment avec plus ou moins de force ce qu'ils ont laissé passer d'abord. Les efforts de la toux, ceux du vomissement, les chutes, et en général toutes actions susceptibles de déterminer l'apparition des hernies, peuvent aussi provoquer l'étranglement de celles qui sont déjà formées.

Que l'organe, primitivement irrité, ne soit comprimé qu'à raison de l'augmentation de volume que l'inflammation détermine dans son tissu, ou que la compression soit la cause première de la phlogose, une fois que l'étranglement est établi, des accidents très-graves se manifestent, une vive douleur se fait sentir d'abord dans la hernie, qu'il est souvent à peine possible de toucher. La tumeur se durcit, augmente un peu de volume; le ventre, resserré et contracté, partage en peu de temps la sensibilité des viscères qui sont au dehors. Les nausées, les hoquets, les vomissements se manifestent et se succèdent avec rapidité. L'agitation devient extrême; le pouls est fréquent, petit, dur, enfoncé; les fonctions intellectuelles sont abattues, et les forces défaillantes. Les matières vomies sont moins abondantes que dans le cas précédent; le mouvement antipéristaltique de l'intestin étant plus vif et plus intense, les matières fécales sont plutôt rendues par le vomissement. Ces matières, jaunâtres, liquides, entremêlées de substances alimentaires non encore altérées, ont à un degré d'autant plus haut l'aspect et l'odeur qui les distinguent, qu'elles parviennent d'un point du canal digestif plus éloigné de l'estomac. Aussi peuvent-elles, jusqu'à un certain point, servir à déterminer la position de la portion du tube intestinal qui est incarcérée.

La constipation est un des caractères les plus constants et les plus remarquables des inflammations avec étranglement du canal alimentaire. Cependant elle n'est quelquefois absolue, ni dans les cas de phlogose lente, lorsque la constriction exercée sur l'intestin est peu considérable, ni dans les étranglements proprement dits, quand une faible partie de la convexité de l'organe est seule comprimée par le collet du sac ou par l'ouverture des parois abdominales. Il ne faut pas oublier toutefois que l'on trouve beaucoup d'exemples dans les observateurs de constipation absolue et d'accidents mortels produits par le simple pincement d'un appendice intestinal ou d'une petite portion de la convexité de l'intestin. Dans tous les cas, l'absence de la constipation est toujours une circonstance très-heureuse pour le malade; car, quelques matières pouvant encore se glisser au-delà de l'obstacle, l'engorgement du bout supérieur de l'intestin est moins considérable, l'agitation moins grande, les nausées et les vomissements moins rapprochés et moins violents. L'inflammation aiguë produite par l'étranglement, ou compliquée de cet accident, est, au reste, d'autant plus rapide dans sa marche, plus violente dans les phénomènes locaux et généraux qui l'accompagnent, que le sujet est plus jeune, plus vigoureux, plus irritable, et que l'intestin se trouve serré avec plus de force par les organes qui l'étreignent.

Les inflammations de l'épiploon dans les hernies sont moins fréquentes que celles de l'intestin, parce que moins de causes agissent sur le premier que sur le second de ces organes. Elles peuvent également précéder ou suivre l'étranglement. Dans l'un et l'autre cas, leurs symptômes ont moins de violence et de gravité que lorsque le canal intestinal est affecté. La douleur et le gonflement de la hernie se manifestent cependant; le ventre se tend et devient sensible à la moindre pression; mais le canal intestinal n'est affecté que par sympathie: la constipation est rarement complète et opiniâtre, et les vomissements ne donnent pas, chez le plus grand nombre des sujets, issue aux matières stercorales. Le pouls quoiqu'abdominal, est moins petit, et les forces moins abattues que dans les inflammations de l'intestin.

L'étranglement produit des effets remarquables, et sur les parties comprimées, et sur les tissus qui exercent la constriction. Les premières se tuméfient de plus en plus, deviennent rouges et mêmes noires. Toutes les membranes de l'intestin, et surtout la membrane muqueuse, partagent cette coloration. Il s'opère, dans la cavité intestinale, une exhalaison sanguinolente qui, pour le dire en passant, est en tout semblable à celle que l'on trouve quelquefois à la suite des entérites aiguës, et que quelques médecins considèrent comme les résultats d'une transsudation cadavérique. Plus l'intestin fait effort pour se tuméfier, plus il distend avec violence le contour des ouvertures abdominales ou des rétrécissements du sac herniaire qui l'embrassent. Ces parties souffrent autant de la distension dont elles sont le siége, qu'elles font souffrir l'intestin par la compression qu'elles exercent sur lui. Aussi leur inflammation succède-t-elle presque toujours à celle des organes renfermés dans la tumeur, et la rougeur ainsi que la tuméfaction se propagent jusqu'à la peau. Lorsque la gangrène survient, elle frappe le plus ordinairement, et les organes comprimés et les parties comprimantes.

Toutes les fois qu'une hernie enflammée est étranglée, il importe d'avoir une idée précise du siége de la constriction exercée sur les viscères. Cette constriction peut avoir lieu dans tous les endroits où les organes qui forment la tumeur sont resserrés. Ainsi, dans les hernies récentes et formées subitement, elle dépend de la rétraction des fibres aponévrotiques qui embrassent les viscères. Lorsque la hernie est ancienne, au contraire, les bandes fibreuses s'étant affaiblies, et le collet du sac ayant acquis de l'épaisseur et de la solidité, cette dernière partie comprime presque toujours les organes qu'elle entoure. Littre, Nuck, Ledran, Scarpa, et beaucoup d'autres praticiens ont mis depuis long-temps cette vérité hors de doute. Dans quelques cas, l'ouverture aponévrotique et le collet du sac semblent concourir également à la constriction des viscères. L'étranglement peut encore avoir son siége dans les rétrécissements des sacs en chapelet, dans les ouvertures de communication des sacs multiloculaires, dans les déchirures de ces organes, enfin dans les orifices par lesquels ils communiquent quelquefois avec la tunique vaginale ou avec la cavité d'une hydrocèle. Des brides, des adhérences entre l'intestin, l'épiploon et les parois du sac, occasionnent fréquemment l'accident qui nous occupe. L'entortillement de l'épiploon autour de l'intestin, la compression de celui-ci par les tumeurs squirreuses que l'autre forme souvent, sont autant de causes qui peuvent produire le même résultat. Une anse intestinale a été quelquefois trouvée coiffée par une lame épiploïque, et étranglée dans cette poche accidentelle. Enfin, Arnaud, Baudeloque, Callisen et Scarpa citent des exemples d'étranglements produits par la déchirure de l'épiploon, à travers laquelle l'intestin s'était engagé. La combinaison de ces dispositions deux à deux, trois à trois, sont autant de circonstances qui font varier presqu'à l'infini les modifications dont les hernies sont susceptibles, et qui rendent l'opération que ces maladies réclament si souvent une de celles de la chirurgie qui sont les plus délicates, les plus fécondes en incidents nouveaux et inattendus, une de celles enfin qui sont le plus propres à faire briller la dextérité et la sagacité du praticien.

Il serait à désirer que l'on possédât des signes propres à faire reconnaître, avant l'opération d'une hernie, le siége de l'étranglement. Mais les présomptions tirées de l'ancienneté de la tumeur, de sa facile réduction avant l'accident, de l'absence de toute espèce de tension à l'ouverture abdominale, tels sont les indices, souvent incertains, qui annoncent que la constriction est opérée par le collet du sac. On peut également présumer que l'étranglement a lieu vers le fond de la tumeur, lorsque sa partie supérieure est molle et peu douloureuse, tandis que son fond est tendu, et ne peut être touché. Mais on est réduit, dans le plus grand nombre des cas, à découvrir d'abord les parties, et à se laisser guider ensuite par les dispositions que l'on aperçoit.

S'il est difficile de distinguer le siége de la constriction dans une hernie, il ne l'est quelquefois pas moins de décider si de violentes irritations gastro-intestinales sont étrangères aux tumeurs herniaires, ou dépendent de leur inflammation et de leur étranglement. Assez souvent les coliques, les nausées, les vomissements, qui sont le résultat des entérites très-violentes, sont accompagnés de gonflement de la hernie, et d'une douleur plus ou moins vive dans les parties qu'elle renferme. Pott cite plusieurs exemples de méprise qui ont consisté à opérer, dans ce cas, des personnes qui n'en avaient pas besoin. On parviendra toutefois à éclairer ce point du diagnostic, en se rappelant que, dans les cas d'entérite étrangère à la hernie, la douleur est née dans le ventre, et non dans la tumeur; que celle-ci est molle et à peine sensible, alors que l'autre est dur et tendu; enfin, que l'ouverture abdominale, traversée par les viscères est libre et exempte de douleur et de tension. La réunion de ces signes ne peut manquer de démontrer que les accidents dépendent de l'irritation de la portion d'intestin renfermée dans le ventre, et non de la phlogose de celle qui forme la hernie. Ces phénomènes sont également propres à faire distinguer, lorsqu'il y a deux hernies, celle qui est étranglée ; et lorsque deux tumeurs herniaires ont été réduites et ne peuvent plus sortir, celle qui est le siége d'un étranglement interne. Enfin, tous les viscères abdominaux recevant des filets du nerf trisplanchnique, leur inflammation se complique souvent de nausées, de hoquets, de vomissements. Ces accidents accompagnent presque toujours les irritations aiguës du rein, de la vessie, du testicule et de son cordon. Lorsqu'ils surviennent chez les sujets affectés de hernie, ils peuvent jeter de l'incertitude sur le diagnostic, surtout lorsqu'on soupçonne l'existence d'un étranglement interne.

Sur les sujets qui meurent à la suite des étranglements intestinaux, on trouve la portion du canal digestif supérieure à la hernie, rouge, distendue, remplie de gaz et de matières stercorales liquides. Entre la tumeur et l'anus l'intestin est rétréci et presque dans son état normal. Dans la hernie même, on trouve l'anse intestinal rouge, noire, rénitente ou flétrie, grisâtre et gangrenée. Une sérosité roussâtre existe souvent dans le sac herniaire. Le péritoine tout entier est enflammé : les circonvolutions intestinales sont fréquemment réunies entre elles par une couche albumineuse plus ou moins épaisse ; des vaisseaux sanguins nombreux et dilatés parcourent la surface de ces organes dans tous les sens : tout indique, en un mot, une entérite et une péritonite beaucoup plus violente que l'inflammation intestinale.

La gangrène est le résultat presque inévitable des inflammations herniaires compliquées d'étranglement et abandonnées à elles-mêmes. Cette terminaison funeste de la maladie est annoncée par la cessation de la douleur locale et par un état de calme qui a quelquefois été pris pour un phénomène favorable par des chirurgiens peu expérimentés. Le pouls faiblit alors, les forces s'éteignent rapidement, une couleur livide et cadavéreuse se répand sur le visage du malade, dont les traits grippés présentent l'image de ce que l'on a nommé la face hippocratique. Les nausées et les vomissements disparaissent fréquemment, tandis que le hoquet devient plus fort. Une sueur froide couvre les téguments ; la tumeur, qui est insensible, molle et flasque, devient bleuâtre et même noire. Chez quelques sujets, la constriction exercée sur l'intestin venant à cesser, le bout supérieur chasse dans l'inférieur, à travers la hernie, les matières qui le distendent, et quelques évacuations ont lieu. Une fois commencée, la gangrène s'étend à un plus ou moins grand nombre de parties. Elle se borne quelquefois à former sur le tube intestinal des plaques grisâtres, flétries, insensibles, plus ou moins larges et multipliées. Dans d'autres circonstances, elle s'étend à toute la portion d'intestin comprise dans la tumeur, et s'arrête à l'endroit de l'étranglement où des adhérences salutaires fixent presque toujours le canal, et empêchent les matières qu'il contient de s'épancher dans le ventre. Chez quelques malades enfin, la mortification se propage jusqu'à l'intérieur de l'abdomen, et un épanchement mortel de matières fécales doit presqu'inévitablement succéder à la chute ou à la rupture des escarres.

Lorsque, dans les cas les plus heureux, le sujet ne succombe pas à la violence des douleurs, à l'intensité de l'irritation gastro-intestinale, et à la prostration des forces, qui accompagne la gangrène, l'intestin se déchire, laisse échapper dans le sac herniaire les matières qu'il contient, et un vaste abcès gangreneux s'empare de la hernie. On a vu alors l'évacuation des matières fécales au dehors donner lieu à un soulagement subit, les actions vitales se rétablir, et le pouls reprendre son état normal. La gangrène s'étant bornée, une suppuration de bonne nature a succédé à l'ichor sanieux et putride que fournissait la plaie. Celle-ci s'est graduellement rétrécie, et, de tous les désordres primitifs, il ne reste plus qu'un anus anormal, ou une fistule stercorale, qui même quelquefois se cicatrise spontanément. Fabrice, de Hilden, J.-L. Petit, Louis et plusieurs praticiens de nos jours, rapportent des observations de ce genre. L'expérience a prouvé que, dans les cas dont il s'agit, il ne faut pas juger de l'étendue du danger par la violence de la gangrène extérieure : on a vu celle-ci être très-considérable alors que l'intestin n'était percé que dans une fort petite étendue.

Le praticien doit être très-circonspect dans le pronostic qu'il est souvent appelé à prononcer sur les hernies. Chez les enfants, ces maladies sont moins graves que chez les adultes : faciles à réduire, et à contenir, on les voit souvent alors offrir plus de facilité à les guérir promptement. Cependant nous avons trouvé un grand nombre d'enfants qui nous ont donné autant et même plus de peine à les guérir que bien d'autres personnes d'un âge très-avancé.

Les tumeurs herniaires volumineuses irréductibles constituent des lésions toujours dangereuses, en ce qu'elles peuvent, à chaque instant, devenir le siége d'une inflammation. La gravité de la maladie est plus grande encore lorsque des phénomènes d'embarras intestinal et d'irritation se sont déjà plusieurs fois manifestés. Les épiplocèles ne sont pas aussi souvent accompagnées d'accidents que les entérocèles, et lorsqu'elles s'étranglent, il est rare qu'elles occasionnent la mort. La suppuration et la gangrène de l'épiploon peuvent avoir lieu sans compromettre beaucoup la vie du sujet. Dans les entéro-épiplocèles, cet organe étant mou et moins sensible que l'intestin, protége celui-ci, et rend, lorsqu'il est comprimé en même temps que lui, son incarcération moins dangereuse. Enfin, l'inflammation avec l'étranglement des intestins déplacés est toujours une affection d'autant plus dangereuse qu'elle est plus violente, que le sujet est plus jeune et plus vigoureux, la hernie plus petite, et la constriction exercée par une ouverture plus solide et plus étroite. La gangrène des intestins, dans les hernies, entraîne le plus ordinairement la mort des sujets.

Les indications thérapeutiques que présentent les hernies réductibles sont peu nombreuses, et le traitement que ces maladies réclament est, en général, fort simple. Réduire la tumeur et maintenir les viscères dans le ventre, tel est le but que le praticien doit se proposer alors d'atteindre; l'opération du taxis et l'application d'un bandage solide et bien fait, ensuite l'usage du nouveau spécifique que nous indiquons dans cet ouvrage, tels sont les seuls moyens dont l'expérience a, dans ces occasions, consacré l'utilité. Toutes les hernies, malgré leur peu de volume et l'absence de tout accident, exigent l'application de ces moyens. Après la consommation de notre nouveau remède, le bandage devient inutile. Les plus simples d'entre ces maladies sont encore incommodes, et elles peuvent même entraîner les malades à des accidents mortels. Notre nouveau moyen curatif est le seul qui mette le sujet à l'abri de tous les accidents dont nous avons parlé. Le bandage, qui n'est cependant dans ces circonstances qu'accessoire, était, avant notre découverte, considéré comme le seul moyen propre à ces sortes d'infirmités. Aujourd'hui, il n'est d'aucune utilité aussitôt après l'usage de notre nouveau procédé. Le brayer ne met pas toujours le sujet à l'abri des adhérences, du développement ultérieur que ces maladies sont susceptibles de contracter, des inflammations et des étranglements que peuvent à chaque instant y déterminer les plus légers écarts de régime, les fatigues et les efforts les moins considérables. Un homme atteint de hernie n'est pas toujours un homme actuellement malade, mais on doit le considérer comme étant soumis à une cause prédisposante fort active des affections les plus graves. C'est cette prédisposition qu'il s'agit de combattre; ce sont les accidents de phlogose et de constriction qu'il faut prévenir par la réduction et par la contension des viscères, dans tous les cas de tumeurs formées par eux.

Il est inutile de faire longuement l'histoire des moyens proposés dans des siècles d'ignorance et de barbarie pour la guérison des hernies si facile à obtenir aujourd'hui; le temps a fait justice de tous ces moyens, et l'époque est heureusement arrivée où l'on peut se dispenser de les décrire. On s'étonne que ces moyens soient encore distribués au peuple, sous les yeux de l'autorité, par le charlatanisme; car, non-seulement ils sont inutiles, mais en éloignant les sujets de l'emploi de moyens plus rationnels et plus efficaces, en leur inspirant une fausse sécurité, ils exposent à tous les dangers de l'inflammation et de l'étranglement des hernies.

Il faut donc, nous le répétons ici, se borner à réduire et à contenir les tumeurs herniaires, ensuite faire usage du nouveau remède que nous indiquons dans cet ouvrage. Lorsque la hernie est descendue, et qu'elle offre quelque difficulté pour rentrer, et qu'il y a symptôme d'étranglement, si la situation ordinaire ne suffit pas pour la retourner par le taxis, il faut employer l'usage du cataplasme démontré dans cet ouvrage à l'ordre du traitement; mais, dans ce cas, il ne faut pas qu'il y ait plus de deux ou trois jours que la hernie offre le symptôme d'étranglement; autrement, ce moyen serait en vain.

Après avoir mis en usage sans succès les moyens de traitement les plus rationnels, et s'être convaincu de leur inefficacité, il faut, sans hésiter, recourir à l'opération. Une temporisation trop prolongée compromettrait, sans résultat, les jours du sujet. Saviard blâmait déjà ceux qui tardent trop à débrider, et ce n'est que depuis qu'ils ont imité les chirurgiens français, et qu'ils opèrent promptement, que les praticiens anglais obtiennent des succès nombreux dans le traitement des hernies étranglées. L'époque à laquelle il faut nécessairement opérer est, pour les hernies médiocrement irritées et engouées, celle où des symptômes de vive inflammation commencent à se manifester. Dans les hernies comprimées avec force, l'opération est d'autant plus nécessaire promptement, que les accidents sont plus violents et marchent avec plus de rapidité. Pott a vu la gangrène se manifester en huit heures. Lorsque les évacuations sanguines, les bains et les applications émollientes ne diminuent pas l'intensité des symptômes, il faut opérer sur le champ : l'irritation est portée à un très-haut degré, et les efforts du taxis sont presque toujours inutiles ou dangereux. On peut attendre, au contraire, quelque temps encore, lorsque les antiphlogistiques procurent un soulagement notable, et profiter de cet état de bien-être pour essayer quelques efforts de réduction; mais aussitôt que les accidents se renouvellent, il faut opérer. Ni les hoquets, ni les douleurs généralement répandues dans le ventre, ne sont des signes certains qui puissent indiquer, dans tous les cas, la nécessité actuelle de l'opération. Chez certains sujets, ces phénomènes se manifestent au début de la phlogose; chez d'autres, l'intestin est déjà gangrené lorsqu'ils surviennent. Il faut donc se diriger sur l'ensemble des accidents; il faut tenir compte du volume de la tumeur, de la force et du tempérament du sujet, de l'époque où les symptômes ont débuté, en un mot, de tout ce qui peut éclairer le jugement du praticien.

L'opération de la hernie est encore indiquée, malgré l'extrême faiblesse du sujet et de la probabilité de la gangrène. Cette opération en effet, toutes les fois que le malade est capable de la supporter, loin d'aggraver sa situation, peut lui conserver la vie. C'est à tort que Delpech prétend qu'il ne faut pas opérer les hernies volumineuses et depuis long-temps irréductibles, et celles qui sont profondément situées. Un chirurgien habile ne peut-il pas toujours espérer de vaincre les difficultés de l'opération, et ne sera-t-il pas temps de laisser périr le malade, quand on aura vainement essayé de le sauver? Enfin, quand, ainsi que Ledran, Lafaye, Leblanc, Richter, Bell, Sabatier, Lobstein l'ont observé, la tumeur toute entière, étranglée par le collet du sac, est rentrée dans le ventre, à travers l'ouverture aponévrotique, et que les accidents continuent, il faut s'efforcer de faire sortir de nouveau la hernie, afin de l'opérer. On la trouve ordinairement dans l'abdomen, non loin de l'orifice par lequel elle est rentrée, et l'on parvient à l'attirer au dehors.

L'opération de la hernie a pour objet essentiel de faire cesser la compression exercée sur les organes digestifs enflammés. Trois procédés principaux ont été proposés pour exécuter cette opération; ils consistent : 1°, à inciser la paroi abdominale au dessus de la hernie, à pénétrer dans la cavité du ventre, et à débrider de dedans en dehors; 2°, à découvrir et à débrider l'ouverture abdominale, sans intéresser le sac herniaire; 3°, à inciser toutes les enveloppes de la tumeur, avant d'opérer le débridement.

Il est facile de voir que le premier de ces procédés, déjà décrit par Rousset et Pigray, quoiqu'il ait été attribué, par Heister, à Cheselden, présente une foule de graves inconvénients qui doivent le faire rejeter. Faire une incision aux téguments, aux muscles et au péritoine de la paroi abdominale, à un travers de doigt au dessus de l'origine de la hernie, et essayer ensuite d'attirer, par l'intérieur, l'intestin qui forme la tumeur, c'est agir en aveugle, et se mettre dans le cas de déchirer l'organe et de produire un épanchement mortel. Porter, lorsque l'étranglement est très-serré, la lame d'un bistouri de dedans en dehors, jusqu'à l'ouverture abdominale, c'est s'exposer à blesser l'intestin; et, en supposant que l'on réussît, il serait impossible de reconnaître l'état des organes renfermés dans le sac herniaire, et par conséquent de combattre les complications qu'ils présentent fréquemment.

Proposée par J.-L. Petit, et attaquée bientôt après par Mauchart, Heister, Ledran, Sharp, Bell, Fabre et Louis, l'incision au niveau de l'ouverture herniaire est facile à pratiquer. Une incision longitudinale, à l'origine de la hernie, suffit pour découvrir le collet du sac, à l'extérieur duquel on glisse une sonde cannelée et un bistouri, ou, mieux encore, un bistouri boutonné avec lequel on débride. Ce procédé est fort simple, il est vrai; mais il est insuffisant toutes les fois que la constriction dépend du collet du sac. Il ne permet pas non plus de juger de l'état des viscères abdominaux, et de remédier aux affections nombreuses dont ils peuvent être atteints. Aussi n'est-il plus exécuté que dans les hernies anciennes, volumineuses, irréductibles, que l'on se propose de laisser au dehors. Alors le chirurgien, après avoir incisé les téguments, ouvre le sac herniaire à son origine, débride son collet, ainsi que l'ouverture abdominale, et, après avoir débarrassé la hernie des matières qui l'engouaient, réunit les lèvres de la plaie. Une pression douce et continuelle achève de dissiper l'embarras intestinal, et la solution de continuité se cicatrise ordinairement en un temps fort court.

L'opération ordinaire de la hernie, la seule que l'on pratique aujourd'hui, exige un assez grand nombre d'instruments : on doit préparer, pour l'exécuter, un bistouri droit et un bistouri convexe, des ciseaux, des pinces à ligature, deux sondes cannelées, l'une ouverte et l'autre fermée à sa pointe, un bistouri concave de Cooper, ou le bistouri étroit, boutonné et convexe de Dupuytren; des fils cirés, des éponges, de l'eau froide et de l'eau chaude, complètement les objets dont on aura besoin durant l'opération. L'appareil de pansement exige une compresse fenêtrée, de la charpie de vieux linges, c'est-à-dire, de vieille toile, des compresses ordinaires, et un bandage, qui varie suivant la région sur laquelle on opère.

Il convient de faire situer le malade sur le bord droit de son lit, les jambes et les cuisses légèrement fléchies, et la tête ainsi que la poitrine soutenues sur le ventre. Les parois de cette cavité doivent être dans un état parfait de relâchement.

Afin de pratiquer sûrement la première incision, le chirurgien fait à la peau, perpendiculairement à l'axe longitudinal de la tumeur, un pli, dont il confie l'une des extrémités à un aide, tandis qu'il tient lui-même l'autre extrémité de la main gauche. Ce pli est incisé d'un seul coup jusqu'à sa base. La division produite dans ce premier temps de l'opération, doit s'étendre depuis un pouce au dessus de l'ouverture du ventre, jusqu'au fond du sac herniaire. Si elle ne suffisait pas, on l'agrandirait, ou même on la rendrait cruciale. Lorsque les téguments adhèrent à la tumeur, et qu'il est impossible de les soulever, il faut absolument les tendre avec la main gauche, et les inciser en place au moyen du bistouri à lame convexe. On doit apporter d'autant plus de circonspection dans ce premier temps de la herniotomie, que la peau paraît plus mince et plus immédiatement adossée au sac herniaire. La division du tissu cellulaire placé au devant du sac, exige toute l'attention du chirurgien : les uns veulent qu'on le déchire avec les ongles ; d'autres le soulèvent au moyen d'une érigne mousse, et le coupent avec le bistouri ; Ledran et Louis voulaient que l'on introduisît sous ses divers feuillets une sonde cannelée, ouverte et pointue ; mais aujourd'hui l'on préfère généralement la pince à ligature et le bistouri. Avec la première, on soulève chaque feuillet celluleux, que l'on divise à la base avec la lame tranchante, portée en dédolant. Il faut saisir d'autant moins de parties à la fois, et couper d'autant plus près des extrémités des pinces, que l'on arrive plus près du sac herniaire. On distingue celui-ci des feuillets celluleux ou cellulo-fibreux qui le recouvrent, à son aspect bleuâtre, aux vaisseaux qui rampent à sa surface, et à la sérosité qu'il contient. Quelques personnes alors le saisissent avec les doigts, et le soulèvent avant de le diviser; d'autres plongent obliquement la pointe du bistouri dans sa partie inférieure, où se trouve accumulée la sérosité; mais il est facile de le soulever avec les pinces, comme on a fait des parties précédentes, et d'y faire, en dédolant, une petite ouverture. Une sonde cannelée mousse doit être introduite dans le sac, appliquée à sa face interne dans toute son étendue, et l'on incise sur elle la paroi antérieure de cette poche, après s'être assuré avec le doigt que l'intestin et l'épiploon ne sont pas compris sur l'instrument. Les ciseaux dont on s'est servi pour cette partie de l'opération sont moins commodes que le bistouri, et d'une action peut-être moins sûre : ils doivent être courbés dans le sens de leurs bords. On reconnaît que le sac est divisé à la surface lisse et séreuse des intestins, à la couleur rouge ou brune que leur donne l'inflammation, aux vaisseaux sanguins qui les recouvrent, au liquide qui s'est écoulé en ouvrant le sac, et à la possibilité de promener le doigt dans tous les sens, entre les viscères et leur enveloppe. Si la première incision de celle-ci ne suffisait pas, il faudrait la rendre cruciale, comme celle de la peau. On ne doit rien négliger de ce qui peut servir à mettre les parties complètement à découvert. Les vaisseaux doivent être liés à mesure qu'on les ouvre.

Le chirurgien, étant parvenu jusqu'aux viscères enflammés et étranglés, doit s'assurer, avant d'aller plus loin, du siège de l'étranglement. Il reconnaîtra sans peine les constrictions déterminées par les brides intérieures, par l'entortillement de l'intestin, par les ruptures ou par les ouvertures des cloisons du sac, en un mot, par toutes les causes placées au dessous de l'ouverture herniaire. Lors même que, ne trouvant rien inférieurement, il porte l'instrument sur celle-ci, sa première attention doit être de reconnaître si la constriction est exercée par le collet du sac, par l'ouverture aponévrotique, ou par tous deux en même temps.

Dans le premier cas, il convient, autant que possible, de ne faire porter le débridement que sur le collet membraneux de la hernie; dans les autres, on incise, en même temps que le collet, l'anneau fibreux qui l'entoure. L'incision des parties qui compriment l'intestin est aujourd'hui généralement préférée à la dilatation, méthode qui, malgré les efforts de Leblanc, ne parvint jamais à être adoptée par beaucoup de praticiens.

Pour opérer le débridement avec sûreté, on ne

fait plus usage, ni de la sonde ailée de Méry, ni des ciseaux herniaires de Morand, ni du bistouri de Ledran, ni d'aucun de ces instruments si compliqués que nos prédécesseurs avaient inventés. Une sonde cannelée et un bistouri droit ordinaire, ou un bistouri boutonné, servent à cette partie de l'opération. Fait-on usage des premiers, les intestins étant abaissés sur la main gauche placée en supination, la sonde, légèrement courbée sur sa cannelure, doit être introduite sous l'étranglement. On saisit ensuite la plaque entre le pouce et la paume de la main gauche, restée en place, et, après s'être assuré que la cannelure n'est placée sous aucune partie d'intestin, on glisse sur elle le bistouri, qui opère le débridement. Pour se servir du bistouri boutonné concave, on porte le doigt indicateur gauche jusque près de la constriction, et, déprimant l'intestin, on insinue, en dedans du collet du sac, le bouton du bistouri, avec lequel on incise. Nous préférons au bistouri ordinaire de Cooper, dont la lame, mousse dans presque toute son étendue, ne présente qu'un pouce environ de tranchant près de son extrémité. Le bistouri convexe de Dupuytren, dont nous avons parlé, peut être employé dans tous les débridements avec succès. Enfin, comme on éprouve souvent de la difficulté à abaisser l'intestin et à l'empêcher de se présenter obstinément au tranchant du bistouri, Chaumas a imaginé un bistouri concave, à l'extrémité de la lame duquel est une petite plaque en feuille de myrthe qui en dépasse un peu la pointe. Cette addition, qui a pour résultat d'unir la plaque de la sonde ailée à la lame du bistouri, nous paraît heureuse; elle mérite d'être accueillie par les praticiens; mais il ne faut pas oublier que, dans les opérations de la hernie, comme dans toutes les autres, les instruments les plus simples sont toujours les meilleurs.

Le débridement étant opéré, et il ne doit avoir d'étendue que ce qui est strictement nécessaire pour détruire l'étranglement et rendre la réduction possible, il faut porter le doigt dans l'ouverture abdominale, afin de reconnaître s'il n'existerait pas à l'intérieur de nouvelles causes de constriction; ensuite, après avoir tiré au dehors la partie de l'intestin qui était serrée, afin de s'assurer de son état, et d'étendre les matières qui distendent la portion étranglée, le chirurgien, les doigts indicateurs convenablement huilés, repousse l'organe en faisant rentrer les premières celles de ses parties qui sont sorties les dernières. Cette opération doit être exécutée de telle sorte, qu'un doigt reste à l'anneau et y maintienne les parties qu'il y a fait entrer, tandis que l'autre va s'appliquer à de nouvelles parties, qu'il pousse à son tour dans le ventre. Assez ordinairement cette réduction est facile, et les intestins, fuyant pour ainsi dire sous les doigts, semblent rentrer d'eux-mêmes. L'épiploon présente plus de difficulté, et, avant de le réduire, il faut toujours le déployer, et examiner s'il n'enveloppe aucune partie d'intestin dont il pourrait occasionner et perpétuer l'étranglement. Ni la dissection du sac, ni l'excision d'une partie de son étendue, ni sa réduction, ne sont nécessaires. Après avoir fait rentrer les parties, il faut procéder au pansement.

Si l'intestin est adhérent, l'opération devient plus compliquée. Ces adhérences peuvent présenter plusieurs modifications importantes : 1°, Lorsqu'elles unissent isolément l'anse d'intestin à elle-même, et qu'il n'en peut résulter aucun obstacle au cours des matières fécales, il convient de les respecter, et de procéder à la réduction, comme dans les cas ordinaires, à moins toutefois qu'elles ne soient récentes, molles et formées par une exudation lymphatique non organisée. 2°, Quand ces adhérences unissent les intestins au corps ou au fond du sac herniaire, il faut, si elles sont couenneuses et sans résistance, les déchirer avec les doigts, ou avec le manche du bistouri; si elles sont filamenteuses, au contraire, les ciseaux, portés sur les lames celluleuses qui les constituent, les diviseront facilement; sont-elles enfin immédiates, très-solides et étendues, il convient de les respecter : il y a moins d'inconvénient à laisser l'intestin au dehors qu'à l'irriter par une dissection longue, délicate, et qui aurait pour résultat de le réduire alors qu'il offrirait une surface saignante, facile à s'agglutiner avec les autres parties du péritoine ou des intestins. Ce serait prolonger sans avantage les douleurs et l'anxiété du malade. 3°, Les adhérences qui ont lieu entre le collet du sac et les parties qui le traversent, laissent quelquefois des espaces libres, et à travers lesquels on peut porter le bistouri pour débrider. Après cette opération, on cherche, comme dans le cas précédent, à détruire les membranes anormales filamenteuses ou muqueuses, et l'on respecte les autres. L'adhérence est-elle, au contraire, tellement intime et solide que le collet du sac fasse corps avec les intestins, il ne reste d'autre parti à prendre que d'inciser ceux-ci et de débrider par leur cavité : le doigt porté dans l'intestin sert de guide au bistouri et dirige son action. Le débridement doit être borné alors à la plus petite étendue possible, afin de ne pas s'étendre au-delà des adhérences qui préviennent seules un épanchement mortel dans le ventre. Si même l'incision du canal était suivie d'abondantes évacuations, ce qui est rare, on pourrait se dispenser de débrider. On panse ensuite comme dans le cas de hernie gangrenée.

L'intestin est-il rétréci à l'endroit de la constriction au point qu'il ne puisse évidemment suffire au cours des matières fécales, il convient d'examiner si ce rétrécissement est ancien, ou s'il est récent : dans le premier cas, que l'on reconnaît à la densité presque fibreuse des parois intestinales, on doit retrancher, avec les ciseaux, toute la partie affectée, se bornant à l'endroit du rétrécissement, s'il n'affecte que l'un des bouts de l'intestin, et comprenant toute la partie herniée, si elle est bornée par deux coarctations portées à un haut degré. Lorsque le rétrécissement paraît récent, ainsi que l'a observé Rigal, on peut, après avoir incisé l'intestin au dessous de la coarctation, essayer de la dilater avec le doigt, et d'ouvrir ainsi une issue aux matières fécales. L'incision de l'intestin est encore nécessaire dans les cas de corps étrangers dont on ne peut, ou dont il serait dangereux de débarrasser la portion herniée par tout autre moyen.

Toutes les fois que l'intestin est gangrené ou perforé, quelque petites que soient les escarres ou la perforation, il faut laisser l'organe au dehors. Ce procédé n'entraîne aucun danger, tandis que la réduction peut être mortelle, en occasionnant un épanchement stercoral dans l'abdomen. On doit alors pratiquer sur l'organe une incision assez étendue pour permettre aux matières de s'écouler; et si cet écoulement n'avait pas lieu, ou s'il était difficile, il serait nécessaire de débrider le collet du sac, ou même l'ouverture abdominale, par la cavité de l'intestin. Cette dernière opération est toujours suivie d'une évacuation abondante de gaz stercoraux et de matières stercorales. Louis prétendait que jamais ce débridement ne doit être pratiqué dans les cas de gangrène intestinale; mais l'expérience de Dupuytren démontre qu'il est indispensable d'y recourir, toutes les fois que l'étranglement conserve sa force, et que les organes de la constriction n'ont pas encore été relâchés et frappés par la gangrène. On conçoit, en effet, qu'alors, après l'incision de l'intestin, on n'a rien fait pour le rétablissement du cours des matières fécales et pour la levée de l'étranglement. Il faut donc attaquer celui-ci à son tour et le détruire, afin d'achever l'opération et de rendre possibles les évacuations abondantes.

Dans les hernies complètement gangrenées et converties en un abcès stercoral, on ouvre, d'un seul coup, toutes les enveloppes de la tumeur, et l'on emporte les lambeaux putréfiés de la peau, du tissu cellulaire, du sac herniaire et de l'intestin lui-même. Une anse intestinale, complètement gangrenée dans la hernie, devrait être retranchée. Si l'intestin a conservé des adhérences avec le péritoine, ce qui est le plus ordinaire et le plus heureux, il faut les respecter; dans le cas contraire, il est prudent de passer un fil dans le mésentère, et de retenir ainsi l'organe au dehors, jusqu'à ce que les adhérences dont il s'agit soient établies. La faute la plus legère, durant l'opération de la hernie, pouvant être mortelle, on ne saurait apporter trop de circonspection et de prudence dans l'exécution des procédés qu'elle réclame.

Les adhérences de l'épiploon doivent être détruites ou respectées, dans les mêmes cas que celles de l'intestin. Si cet organe s'est développé au dehors, s'il forme des tumeurs dures et fibreuses, s'il est gangrené, il faut retrancher les parties affectées, et employer ensuite les moyens indiqués au mot épiploon.

La plaie qui résulte de l'opération de la hernie est une division simple à des parties par elles-mêmes peu importantes, et qui doit guérir très-promptement. Une compresse fenêtrée, enduite de cérat, doit être étendue sur ses bords, et couverte de plumasseaux et de compresses carrées; un bandage approprié au lieu de l'opération, maintient l'appareil sans observer aucune compression douloureuse. Si l'on a été obligé de laisser l'intestin au dehors, on le recouvre mollement et de la même manière. Enfin, si les parties étaient gangrenées, on entassera sur la plaie de la charpie brute, susceptible d'absorber les liquides stercoraux, sans nuire à leur écoulement.

L'opération est ordinairement suivie de la cessation de tous les accidents, le pouls se relève, les forces renaissent, le moral reprend son énergie; bientôt de légères coliques ainsi que des borborygmes se font sentir, et sont suivis d'évacuations abondantes. Quelques lavements, rendus laxatifs par l'addition d'un sel neutre, sont ordinairement utiles pour hâter le rétablissement des contractions péristaltiques de l'intestin. Des boissons délayantes, une diète sévère, favorisent, durant les premiers jours, le succès de l'opération, en donnant à l'inflammation de l'intestin le temps de se dissiper. Les purgatifs, les excitants et les autres moyens du même genre, que l'on prodiguait autrefois afin de provoquer, pour ainsi dire de vive force, les évacuations alvines, et de consoler les intestins, doivent être bannis d'une saine pratique. Après l'opération de la hernie, le chirurgien n'a qu'une entérite intense à traiter : il doit donc recourir aux moyens que cette maladie réclame; et si les accidents de l'étranglement sont détruits, si le sujet est calme, il doit lui importer peu que les évacuations surviennent quelques heures plus tôt ou plus tard : nous les avons vues tarder vingt-quatre heures sans inconvénient. Si le malade n'est tourmenté par aucun accident, quelques bouillons pourront lui être accordés le second jour après celui de l'opération, et l'on permettra successivement des aliments de plus en plus substantiels. Mais si la fièvre s'allume, si la douleur abdominale persiste et fait des progrès, il faut insister sur la diète la plus sévère, et recourir aux saignées générales et locales, aux fomentations émollientes, en un mot, au traitement qu'exigent les entérites et péritonites aiguës.

Les pansements consécutifs sont aussi simples que le premier. Dans les cas ordinaires, les bords de la plaie se rapprochent, et la cicatrice est quelquefois opérée du cinquième au dixième jour. Lorsqu'on a laissé l'intestin intact au dehors, on le voit se rapprocher graduellement de l'anneau; ses adhérences s'allongent, et il rentre ordinairement dans le ventre, par le double effet de l'amaigrissement, de la diète et de la situation horizontale. Lorsque l'intestin était gangrené, ou que l'on a été forcé de l'ouvrir, on voit la plaie, d'abord large et fournissant une quantité considérable de matières fécales, se fermer graduellement et s'organiser en anus anormal, qu'il faut traiter ensuite comme toutes les affections de ce genre.

# AVIS.

Un grand nombre de personnes nous ayant témoigné le désir de s'adresser à nous, de préférence, pour se procurer le remède indiqué dans cet ouvrage : afin de satisfaire celles qui désireraient nous accorder cette préférence, nous divisons le remède par potions, et nous entendons, par le mot potion, ce qui est destiné pour un litre de vin, c'est-à-dire : une potion consiste en une poignée de la plante et un quart d'once environ de la poudre dont nous avons ci-devant parlé.

Le prix de ce remède est fixé à deux francs par chaque potion ; on paie d'avance. Les lettres et l'argent doivent être adressés, francs de port, à l'Auteur de cette découverte, M. PIERRE SIMON, Bandagiste-Herniaire, aux Herbiers, département de la Vendée. Il est bien entendu que le remède sera expédié par paquets et non en bouteilles, et que toute demande doit être accompagnée d'un mandat sur la poste. Une ordonnance particulière et très-détaillée sera jointe à l'envoi. On expédiera par diligence, et toute expédition portera le cachet de l'Auteur, sur l'emballage seulement, chose qui devra être observée exactement au moment de la réception de l'envoi, afin de reconnaître si l'expédition est bien parvenue intacte à sa destination. Il est très-important de donner l'adresse amplement et très-lisiblement.

# DESCRIPTION

## DE CHAQUE ESPÈCE DE HERNIES.

### DE LA HERNIE INGUINALE.

La région inguinale à travers laquelle se forment les hernies abdominales les plus fréquentes, doit fixer toute l'attention du chirurgien. La connaissance des dispositions que présentent les parties qui la composent, fournit l'explication la plus sûre du mécanisme suivant lequel s'opèrent les déplacements dont elle est le siége; elle seule peut servir de base aux indications à remplir afin d'obtenir leur guérison, et aux procédés divers suivant lesquels on pratique les opérations que ces maladies réclament.

Les téguments qui recouvrent la région inguinale ne présentent aucune disposition digne de remarque; ils sont minces et sillonnés de quelques plis parallèles à l'arcade crurale. Le tissu cellulaire qui les unit aux tissus sous-jacents est filamenteux et moins chargé de graisse que celui des autres régions de la paroi abdominale antérieure. Derrière ces parties, on trouve une couche de tissu cellulo-fibreux qui a reçu le nom de fascia superficialis, et qui, prolongée en bas sur les ganglions inguinaux et jusqu'à l'aponévrose de la cuisse, en dehors, vers les muscles fessiers, en dedans, sur la racine de la verge, où elle se confond avec le tissu cellulaire sous-cutané, recouvre en haut toute la surface des muscles de l'abdomen. Vis-à-vis de l'ouverture inguinale du muscle grand-oblique, le fascia superficialis, après avoir contracté d'assez fortes adhérences avec le contour de l'anneau, se prolonge sur le cordon testiculaire, auquel il forme une première enveloppe mince, celluleuse et lâche, qui l'accompagne jusqu'à la tunique vaginale, et se confond même, chez plusieurs sujets, avec le faisceau cellulo-fibreux qui fixe le testicule au fond du scrotum. Chez la femme, le ligament rond de la matrice est recouvert, dans toute son étendue, par une gaîne semblable.

Derrière ce feuillet, que Scarpa considère, mais à tort, comme un prolongement de l'aponévrose de la cuisse, on trouve la partie inférieure de l'aponévrose du muscle oblique externe. Composée de bandelettes parallèles à l'arcade crurale et entrecroisées par d'autres fibres qui forment avec elles des angles plus ou moins aigus, cette toile fibreuse, qui est épaisse et forte, donne naissance, en se repliant en bas, à l'arcade crurale. En dedans, à un pouce environ du pubis, ses fibres s'écartent, et limitent une ouverture irrégulièrement triangulaire, qui porte le nom d'anneau inguinal ou sus-pubien. La base de cet anneau est au pubis; son sommet arrondi résulte de la réunion de ses bords, dont la jonction est rendue plus solide par quelques fibres qui s'entre-croisent avec eux; enfin, son grand diamètre est presque parallèle à l'arcade crurale, et se dirige obliquement de dehors en dedans et de haut en bas. Il est presque inutile de rappeler que des deux piliers de l'anneau, l'interne ou supérieur, large et mince, s'attache à la symphyse du pubis, en s'entre-croisant avec celui du côté opposé, tandis que le pilier externe ou inférieur, arrondi et solide, se fixe à l'épine pubienne, en même temps qu'il envoie sur la crète de ce nom un prolongement qui contribue à former le ligament de Gimbernat.

Les fibres inférieures du muscle oblique interne ont une direction presque transversale. De l'épine iliaque antérieure et supérieure, ainsi que de la partie externe de la gouttière formée par l'arcade crurale, elles vont se fixer au pubis, derrière le pilier interne de l'anneau, et ne deviennent aponévrotiques qu'immédiatement avant de passer au devant du tendon du muscle droit. Derrière ces fibres, et ordinairement confondu avec elles, se trouve le bord inférieur du muscle transverse de l'abdomen, qui a les mêmes attaches, bien qu'en dehors il s'étende un peu moins bas que le petit oblique.

La face interne des muscles abdominaux est tapissée par une trame cellulo-fibreuse, que Cooper a nommée fascia transversalis. Quelquefois très-épais, et manifestement fibreux, ce feuillet, né en dehors de la lèvre interne de la crète iliaque, au milieu et en bas du bord postérieur de l'arcade crurale, ainsi que de la portion correspondante de l'aponévrose pelvienne, et en dedans du tendon du muscle droit, se porte en haut, et se répand à la face interne de toutes les parois abdominales, adhérant davantage aux fibres charnues qu'aux aponévroses qui les composent. Vis-à-vis du tiers externe de l'arcade crurale, et à un demi-pouce environ au dessus d'elle, le fascia transversalis présente une ouverture dans laquelle il se replie et s'engage de manière à former un canal qui reçoit chez l'homme le cordon testiculaire, et le ligament rond de la matrice chez la femme. Ce canal suit les organes qu'il enveloppe jusqu'à leur terminaison ; il finit en bas, chez l'homme, à l'endroit où les vaisseaux spermatiques pénètrent dans la substance du testicule. Le contour de son orifice abdominal est moins épais et moins dense en dehors qu'en dedans, où il présente un repli solide et la falciforme destinée à soutenir le cordon, lorsqu'il change de direction pour se porter en dedans et s'engager dans sa cavité.

Née de l'artère iliaque externe, à l'instant où elle

s'engage sous l'arcade crurale, l'artère épigastrique se porte d'abord presque horizontalement en arrière, à l'angle externe de l'orifice abdominal du canal crural; puis, se repliant en haut, elle gagne le côté interne de l'ouverture que présente le fascia transversalis. Plus loin, elle se porte encore en dedans, et gagne le côté externe du muscle droit. La veine épigastrique suit le même trajet.

Presque parallèlement à ces vaisseaux, s'élève un cordon fibreux, formé par l'artère ombilicale oblitérée, et qui se dirige des parties latérales de la vessie vers l'ombilic. Le péritoine, situé derrière le fascia transversalis, s'étend sur toutes les parties que nous venons d'indiquer, les recouvre, et présente par conséquent des saillies et des enfoncements qui correspondent à chacune d'elles. Soulevée par le ligament ombilical, cette membrane présente un repli plus ou moins saillant, aux côtés duquel se trouvent deux enfoncements ou fossettes très-remarquables. L'une de ces fosses, interne ou inférieure, est petite, limitée en dedans par le bord externe du tendon du muscle droit, et en bas par l'arcade crurale. L'autre, externe ou supérieure, beaucoup plus large et plus profonde, forme un cône creux, dont la base, dirigée en bas et en dedans, repose sur l'arcade crurale, et qui contient chez quelques sujets plusieurs circonvolutions de l'intestin grêle. C'est au fond de cette fossette externe que se trouve l'orifice abdominal du canal inguinal. Dans cet endroit, on observe un petit enfoncement particulier et une cicatrice légère qui résulte de l'oblitération du conduit séreux étendu chez les jeunes sujets entre la tunique vaginale et la cavité de l'abdomen. La largeur relative des enfoncements dont il s'agit varie suivant que le cordon fibreux qui les sépare est plus ou moins rapproché du pubis. Aussi ce ligament, qui est toujours situé au côté interne du collet du sac, dans la hernie inguinale ordinaire, se trouve-t-il situé tantôt en dedans, et tantôt en dehors des hernies inguinales internes ou des hernies crurales.

La région de l'aine ne présente pas, comme le croyaient les anciens, une simple ouverture dirigée brusquement d'avant en arrière dans le ventre, mais bien un canal obliquement prolongé de haut en bas et de dehors en dedans, entre les plans musculeux qui forment cette partie de l'enceinte abdominale. Des deux orifices de ce conduit, le supérieur est formé par l'ouverture du fascia transversalis, l'inférieur correspond à l'anneau sus-pubien. La paroi inférieure présente une sorte de plancher fibreux formé par l'arcade crurale. Antérieurement, le muscle oblique interne le sépare d'abord de l'aponévrose du grand oblique, qui forme sa paroi immédiate près de l'anneau. En arrière, le transverse, puis l'oblique interne, et enfin le rebord du trou sus-pubien, limitent le canal inguinal. Le cordon testiculaire ou le ligament rond, qui parcourent ce conduit, glissent d'abord sous le bord inférieur du muscle transverse, qu'ils soulèvent; plus bas et plus en dedans, ils perforent le muscle oblique interne, dont ils écartent et entraînent les fibres; enfin ils franchissent l'aponévrose du muscle oblique externe, et paraissent au dehors. La longueur de ce trajet est d'environ un pouce; mais les mesures auxquelles on a voulu soumettre ses diverses parties, ainsi que les distances qui séparent le pubis des vaisseaux iliaques ou épigastriques, sont trop variables, suivant les sujets, et les hernies y apportent de trop notables changements pour qu'elles puissent être de quelque utilité dans la pratique.

En sortant du canal inguinal, le testicule entraîne avec lui une partie des fibres du muscle oblique interne, qui franchissent l'anneau et descendent plus ou moins bas en formant, sur la gaîne du cordon et jusque sur la tunique vaginale, des arcades renversées dont le nombre et l'étendue sont très-variables. Ces fibres constituent le muscle crémaster : une de leurs extrémités est en dehors, attachée à la gouttière formée par l'arcade crurale; l'autre se fixe en dedans, au pubis, et forme un faisceau plus ou moins considérable. Ces dispositions, quoique faciles à démontrer chez la plupart des sujets, ne sont cependant pas constantes: il n'est pas rare de voir le faisceau externe du muscle cremaster naître du transverse autant que de l'oblique interne; quelquefois, il est impossible de suivre les fibres charnues dans tout le trajet des arcades qu'elles forment, et leur portion pubienne ou interne manque presqu'entièrement, soit que leur ténuité et leur pâleur ne permettent pas de les distinguer, soit qu'elles se perdent dans l'épaisseur des enveloppes celluleuses du testicule.

Telles sont les particularités de structure les plus remarquables que présentent les parties à travers lesquelles se forment les hernies inguinales. On a distingué celles-ci en plusieurs espèces, suivant qu'elles se manifestent chez les enfants, avant l'oblitération du canal qui fait communiquer la tunique vaginale avec le péritoine, ou qu'elles surviennent chez les sujets adultes. Ces derniers peuvent encore présenter deux variétés importantes à distinguer, et qui sont caractérisées par la sortie des viscères en dehors et en dedans de l'artère épigastrique. On nomme congéniales les hernies inguinales qui sont contenues dans le prolongement de la tunique séreuse du testicule; internes, celles qui ont leur origine en dedans de l'artère épigastrique; et externes, celles qui, beaucoup plus fréquentes que les autres, se forment en dehors de ce vaisseau. Il existe encore des hernies inguinales que l'on pourrait appeler anormales, parce qu'elles sortent à travers des éraillements pratiqués aux fibres de la partie inférieure de l'aponévrose du muscle oblique externe.

Le déplacement des viscères abdominaux à travers l'anneau sus-pubien, reconnaît des causes semblables à celles qui déterminent toutes les autres hernies. Toutefois, les hommes y sont plus exposés que les femmes, à raison de la largeur plus considérable chez eux du canal inguinal. La faiblesse de l'aponévrose du muscle oblique externe, la largeur insolite de son ouverture, la profondeur extraordinaire des enfoncements formés par le péritoine, et peut-être aussi les excitations génitales trop souvent réitérées, telles sont quelques-unes des causes qui disposent spécialement aux hernies inguinales. Il est démontré, par exemple, que la turgescence et le gonflement des vaisseaux spermatiques durant le coït, favorisent l'apparition des hernies, à raison de la dilatation et peut-être de la faiblesse qui en résulte, soit dans la gaîne du cordon testiculaire, soit dans le canal inguinal; cette partie étant, chez l'homme, la plus faible de l'enceinte abdominale, les efforts violents, la station droite prolongée, les secousses communiquées par le cheval chez les cavaliers, et toutes les actions du même genre, tendent à pousser les viscères au dehors, en leur faisant surmonter la faible résistance que la région inguinale leur oppose.

Les hernies inguinales ordinaires ou externes sont annoncées, lorsqu'elles se forment avec lenteur, par une tuméfaction oblongue, indolente, médiocrement élevée, située au dessus de l'arcade crurale, et qui s'étend obliquement de l'épine iliaque antérieure et supérieure à l'anneau sus-pubien. La tumeur commence au point où le cordon des vaisseaux spermatiques s'engage sous le bord du muscle transverse. Les premiers rudiments du sac herniaire sont formés par le petit enfoncement que l'on remarque dans la fosse externe du péritoine. Un filament celluleux et dense, qui n'est autre chose que le débris du canal de la tunique séreuse du testicule, occupe ordinairement le centre du cordon, et sert en quelque sorte de guide à la hernie. Celle-ci, placée immédiatement sur les vaisseaux spermatiques, glisse d'abord sous le bord du muscle transverse, puis entre les fibres de l'oblique interne, en suivant exactement la marche du cordon testiculaire, au devant duquel elle se place.

Quelquefois, à la suite d'un violent effort, la hernie inguinale paraît tout-à-coup sous les téguments. Bornée à l'aine, elle a reçu le nom de bubonocèle : on l'appelle hernie scrotale ou oschéocèle, au contraire, lorsqu'elle se prolonge jusqu'aux bourses. Dans l'un et l'autre cas, la tumeur est pyriforme, sa base est en bas, son sommet correspond à l'anneau, et son corps, obliquement étendu de haut en bas et de dehors en dedans, a un diamètre plus ou moins considérable. Comme toutes les hernies, cette tumeur devient plus saillante par la station; les efforts violents, ceux de la toux, et toutes les brusques contractions du diaphragme lui communiquent une impulsion manifeste. Enfin, elle diminue ou disparaît entièrement pendant que le tronc est horizontalement situé, ou lorsque l'on exerce sur elle des pressions méthodiques.

Libre de toute compression, placée au milieu de

tissus lâches, qui ne sauraient altérer sa forme, et à travers lesquels on peut même aisément reconnaître les parties qu'elle renferme, la hernie inguinale est presque toujours facile à distinguer de toutes les autres tumeurs qui sont situées dans la même région, et qui ont avec elle quelqu'analogie. Les circonstances qui ont précédé ou qui accompagnent son apparition, son développement constant de haut en bas, la facilité avec laquelle on la réduit ordinairement, la secousse qu'elle communique à la main qui l'explore pendant la toux, tels sont quelques-uns des caractères qui ne permettent pas de se méprendre sur sa nature. Lors même qu'elle est irréductible, l'existence des autres signes, et le désordre qu'elle occasionne dans l'action des organes digestifs, suffisent encore pour assurer le diagnostic.

Les dépôts par congestion, descendus des lombes ou même du dos, et qui, suivant le cordon des vaisseaux spermatiques, viennent faire saillie à travers l'anneau, présentent bien quelques-uns des phénomènes propres à la hernie inguinale; mais on les reconnaîtra facilement aux douleurs rachidiennes qui ont précédé leur apparition, à la fluctuation qu'ils présentent, à la mollesse des tumeurs qu'ils forment, enfin à l'état général du sujet. Le même examen suffit pour ne pas confondre la hernie avec les bubons inguinaux qui se rapprochent quelquefois de sa situation et qui peuvent la compliquer. L'hydrocèle sera constamment distinguée de la maladie qui nous occupe, si l'on fait attention à son développement, toujours lent, et qui, indépendant de tout effort musculaire, a constamment lieu de bas en haut. Il existe d'ailleurs ordinairement entre l'hydrocèle et l'anneau un espace libre dans lequel on trouve que le cordon testiculaire n'a point augmenté de volume. La tumeur est alors transparente, ses dimensions ne varient pas par la situation du sujet, et il est impossible de la pousser jusque dans l'abdomen. Le cirsocèle et l'infiltration séreuse du cordon testiculaire pourraient être confondus avec les hernies inguinales épiplocèles, si l'on ne se faisait rendre compte des causes qui ont produit ces affections, et de la manière dont elles se sont développées. En touchant le cordon, il offre alors une consistance pâteuse, et, dans le cas de varices, des nodosités plus ou moins considérables. Les efforts de la toux n'occasionnent pas de changement dans la tumeur, et en la comprimant, elle diminue de volume et de tension, sans que les doigts repoussent aucune partie dans le ventre, ce qui ne pourrait avoir lieu dans le cas de hernie. D'ailleurs, les douleurs dans le varicocèle sont étendues à la région lombaire, tandis que la gêne, produite par les hernies, se fait spécialement sentir à l'épigastre. Les hydrocèles enkystées du cordon présentent des tumeurs molles, cisconscrites, fluctuantes, irréductibles, que l'on distinguera, d'après ces phénomènes, des viscères abdominaux déplacés: si l'on parvient à repousser la collection séreuse à travers l'anneau, elle soulève encore la paroi abdominale au dessus de cette ouverture, ce qui démontre qu'elle ne s'est point dissipée par la réduction, comme le font les hernies. Le poids considérable du testicule devenu squirreux, la douleur lancinante dont il est le siége, sa dureté et les bosselures de sa surface, ne permettront jamais de prendre un sarcocèle pour une hernie inguinale.

Il arrive quelquefois que l'épiploon endurci et devenu globuleux dans une hernie inguinale, simule un troisième testicule; mais, indépendamment de ce que l'existence de testicule surnuméraire n'a peut-être jamais été bien constatée, on reconnaîtra facilement la tumeur herniaire à son indolence, qui contraste fortement avec l'exquise sensibilité des testicules.

Un point de diagnostic sur lequel on ne saurait trop arrêter l'attention des praticiens, consiste à bien distinguer, chez un enfant, l'hydrocèle congéniale, ou la tumeur formée par le testicule arrêté à l'anneau, du déplacement des viscères de l'abdomen. Les méprises de ce genre ne sont pas rares, nous en avons observé plusieurs, et toujours les bandages compressifs employés par l'ignorance inattentive avaient déterminé de graves accidents. La mollesse et la réductibilité de la tumeur peuvent, dans les cas d'hydrocèle congéniale, en imposer au praticien peu exercé; mais la transparence des parties et la fluctuation de la collection aqueuse doivent bientôt l'engager à se tenir en garde contre des apparences trompeuses. S'il juge enfin convenable d'appliquer un brayer, il ne doit le faire qu'après s'être d'abord positivement assuré que, la tumeur étant réduite, le testicule demeure libre au fond du scrotum. Lorsque l'organe sécréteur du sperme est arrêté à l'anneau, sa forme arrondie et sa grande sensibilité, jointes à la vacuité de la portion correspondante des bourses, le font toujours facilement reconnaître. Le diagnostic n'offrirait pas même de difficultés réelles dans le cas, plus embarrassant en apparence, où la présence du testicule à l'anneau serait compliquée d'une hernie inguinale. Chez un sujet, qui présentait cette complication assez rare, nous avons pu aisément, après avoir fait rentrer les viscères, distinguer l'organe sécréteur du sperme, qui était à peine engagé dans le trou sus-pubien.

Nous avons été également plusieurs fois témoins d'accidents qui simulaient des hernies inguinales, et sur lesquels, malgré leur fréquence, on n'a pas encore fixé l'attention des praticiens. Nous voulons parler de l'engorgement inflammatoire aigu du cordon testiculaire, qui survient quelquefois après des chutes de lieux élevés ou à la suite de violents efforts. Dans un cas de ce genre, le malade, qui était tombé d'une assez grande hauteur, ressentait de vives douleurs dans le canal inguinal et jusqu'aux lombes; des vomissements de matières muqueuses et bilieuses se succédaient avec assez de fréquence; une anxiété générale et une vive agitation tourmentaient le sujet; l'abdomen, rétracté, était douloureux à la pression; le pouls était petit et concentré; enfin, une tumeur oblongue, assez dure et très-sensible, soulevait la paroi antérieure du canal inguinal, et se prolongeait jusqu'aux testicules. Ces phénomènes semblaient indiquer l'existence d'une hernie; cependant la tumeur, pour ainsi dire identifiée avec le cordon, et occupant toute son étendue, ne se terminait pas inférieurement à la manière des hernies; la douleur suivait exactement le trajet des vaisseaux et du nerf spermatique; ces particularités suffirent pour dissiper toute l'illusion; une saignée générale, suivie de quelques applications de sangsues et de topiques émollients, dissipa bientôt et l'appareil des symptômes généraux, et toutes les traces de l'affection locale.

Les viscères que l'on rencontre le plus ordinairement dans les hernies inguinales sont l'épiploon et l'intestin grêle. Le cœcum, la portion descendante du colon, la vessie et la matrice avec ses annexes y ont été trouvés chez un grand nombre de sujets. Il n'est pas même fort rare de voir le cœcum sortir à travers le trou sus-pubien gauche, et l'*S* iliaque du colon se porter du côté droit. Monbalon, Mauchart, Méry, Lassus et Pelletan ont rapporté des exemples de ce genre. Enfin, la portion transverse du colon et l'estomac se sont trouvés engagés dans des hernies inguinales anciennes et très-développées.

Les viscères déplacés à travers le trou sus-pubien, et en dehors de l'artère épigastrique, sont enveloppés d'un sac péritonéal qui est lui-même revêtu de la gaîne propre au cordon testiculaire. Les fibres charnues du muscle crémaster s'épanouissent à la surface de la tumeur, ainsi que l'ont démontré Sharp, Monro, Petit, Morgani, Scarpa, Cooper et tous les anatomistes modernes. Ainsi que nous l'avons déjà fait observer, l'artère épigastrique est placée au côté interne du collet du sac. En bas, les viscères sont arrêtés par la terminaison du cordon testiculaire, et un sillon plus ou moins profond les sépare de la tunique vaginale et du testicule, placés au dessous d'eux à leur côté interne et postérieur.

Mais la hernie apporte, à la disposition normale des parties au milieu desquelles elle est placée, les changements les plus importants à connaître. A mesure qu'elle fait des progrès, elle rapproche les deux orifices du canal inguinal, et tend à diminuer la longueur de celui-ci. L'ouverture supérieure de ce conduit se porte en dedans en même temps que l'anneau s'élargit spécialement aux dépens de son pilier interne ou supérieur. L'espace intermédiaire disparaît insensiblement, et les deux ouvertures étant devenues parallèles, la hernie sort directement du ventre, en se portant d'arrière en avant et de haut en bas dans l'aine et dans le scrotum. Cette remarquable altération dans la structure du canal inguinal change entièrement les rapports qui existaient entre l'artère épigastrique et l'anneau. Repoussé par les viscères, à mesure qu'ils portent l'orifice supérieur du canal inguinal en dedans, ce vaisseau, naturellement situé à dix lignes environ plus en dehors que le trou sus-pubien, se rapproche graduellement du pubis, et parvient à se placer derrière le pilier interne de l'anneau. Ses rapports avec le collet du sac ne varient jamais durant cette marche, car c'est par lui qu'il est ainsi poussé hors de sa situation naturelle. Le degré d'obliquité que conserve encore le trajet des viscères en sortant du ventre, peut servir à mesurer l'étendue du déplacement imprimé à l'artère épigastrique, et le doigt, porté dans le ventre à travers le collet du sac, fait aisément reconnaître si ce vaisseau correspond au pilier externe, au centre ou au côté interne de l'orifice inférieur du canal inguinal.

Le collet du sac herniaire ne demeure pas immobile au milieu de toutes ces mutations. A mesure que le trajet, d'abord très-oblique, de la hernie se redresse, on voit l'espèce de tube ou d'entonnoir qu'il formait, dans le canal inguinal, diminuer de longueur, et finir par disparaître. La poche de la hernie n'est plus séparée, à la fin de la cavité abdominale, que par un rétrécissement plus ou moins étroit, et dont la longueur est exactement proportionnée à l'épaisseur de la paroi abdominale antérieure.

Au dehors, la hernie est recouverte d'abord par les téguments plus ou moins tendus et amincis, ainsi que par le tissu cellulaire sous-cutané qui, tantôt est devenu plus rare et plus filamenteux, et tantôt converti, au contraire, en un plus ou moins grand nombre de couches distinctes. L'enveloppe fournie au cordon par le fascia superficialis, est confondue avec ce tissu cellulaire, et ne peut ordinairement en être distinguée. Au dessous de ces parties, est placé le muscle crémaster, dont les fibres sont ordinairement devenues plus fortes et plus épaisses; chez quelques sujets affectés de hernies anciennes, on les trouve dénaturées et réduites soit en des bandelettes fibreuses, soit en un tissu jaune et non contractile. Il n'est pas rare de remarquer qu'elles ont contracté de solides adhérences avec le contour de l'anneau. Après avoir écarté ces objets, on découvre l'enveloppe celluleuse fournie au cordon testiculaire par le fascia transversalis, enveloppe qui est susceptible de réduction, d'atrophie et même de destruction complète, aussi bien que d'épaississement, de transformation fibreuse et d'une organisation qui lui donne l'aspect de plusieurs feuillets aponévrotiques ou séreux superposés. Les artères génitales externes rampent dans l'épaisseur de ces parties, croisent à angles presque droits la direction de l'axe de la tumeur, pour se porter, soit au scrotum, soit à la racine de la verge. Placés derrière le sac péritonéal de la hernie, les vaisseaux testiculaires éprouvent une compression plus ou moins considérable; et, lorsque la distension de leur enveloppe celluleuse est portée fort loin, il arrive quelquefois que, s'écartant les uns des autres, ils s'épanouissent en quelque sorte à la circonférence de la tumeur, et viennent se présenter sur ses côtés ou même au devant d'elle. Ce fait important, déjà observé par Ledran et Schmucker, n'a été exactement démontré que par les dissections de Scarpa.

Les rapports de la hernie avec la tunique vaginale et les testicules ne sont point altérés par l'existence concomittante de l'hydrocèle. La collection aqueuse, presque toujours située en arrière et au côté interne de la tumeur; fait ordinairement saillie dans le sac herniaire; quelquefois, au contraire, les viscères poussent devant eux, et font rentrer une portion de l'enveloppe du testicule. Des adhérences solides unissent assez souvent les deux membranes, et chez plusieurs sujets, on a observé entre elles des ruptures qui, faisant communiquer la hernie avec la cavité de l'hydrocèle, ont été la cause de l'étranglement des intestins ou de l'épiploon.

La hernie inguinale interne diffère de celle qui vient d'être décrite par un assez grand nombre de particularités remarquables, qui n'ont fixé que fort tard l'attention des praticiens. Sortie à travers l'éraillement des muscles transverses et petit oblique, et à peu de distance du pubis, elle pénètre directement d'arrière en avant dans le trou sus-pubien. Là, elle rencontre le cordon testiculaire, se joint à lui, et commence à suivre le même trajet. Cette hernie, lorsqu'elle est récente et peu volumineuse, présente une tumeur plus arrondie que la hernie inguinale externe; elle ne se prolonge jamais obliquement en dehors, vers l'épine iliaque antérieure et supérieure, et la saillie qu'elle forme, bornée au contour de l'anneau, soulève manifestement le pilier interne de cette ouverture. Le sac herniaire n'est point contenu dans la gaîne propre du cordon; accollé seulement à ce dernier, et recouvert par l'enveloppe extérieure que lui fournit le fascia superficialis, il se place au dessous et au dedans de lui. Le paquet des vaisseaux, encore entier, forme à son côté externe une saillie quelquefois sensible au tact. L'artère épigastrique, située en dehors du collet du sac, n'éprouve aucune déviation par l'accroissement de la tumeur; si l'ouverture par laquelle sortent les viscères s'agrandissait, elle serait, au contraire, portée de plus en plus en dehors de l'anneau inguinal. Quand elle parvient au fond du scrotum, cette hernie glisse en arrière de la tunique vaginale et du testicule, et peut descendre au dessous de ces organes avec d'autant plus de facilité, qu'elle n'a pas de connexion intime avec le cordon testiculaire.

Analogues aux éventrations et aux hernies inguinales, puisque, comme les premières, elles sortent par des ouvertures accidentellement faites à l'oblique interne ainsi qu'au transverse, et que, semblables aux autres, elles traversent l'anneau sus-pubien, les hernies internes sont assez rares. Il importerait de pouvoir les distinguer toujours sûrement des autres, à raison des rapports différents de l'artère épigastrique avec le collet du sac. Mais ce point de diagnostic est souvent très-obscur, et les signes que nous avons précédemment indiqués n'ont de valeur qu'autant que la tumeur est peu volumineuse encore. En effet, en se développant, la hernie inguinale externe devient semblable à l'interne, puisque le canal inguinal étant effacé, les viscères, dans l'une comme dans l'autre, sortent directement à travers la paroi abdominale. La présence des vaisseaux spermatiques en dehors, et même à la partie antérieure du sac, ne met pas à l'abri de toute équivoque, car ce déplacement peut dépendre des changements déterminés par la hernie inguinale externe, dans la situation et la texture du cordon. Cependant, si l'on trouvait cet organe tout entier placé sous la tumeur, il indiquerait positivement que les viscères sont sortis en dehors de l'artère épigastrique, de même que la présence des vaisseaux spermatiques en dehors d'une hernie peu volumineuse, démontre qu'elle est interne. Il y a plus, on serait autorisé à déduire la même conclusion, si le cordon, encore réuni et enveloppé de sa gaîne, était placé au côté externe d'une tumeur ancienne et considérable; car ce déplacement ne peut avoir lieu, dans les hernies externes, que par une sorte de décomposition du cordon et de dissémination de ses vaisseaux, que l'on ne remarquerait pas dans le cas supposé.

La hernie congéniale est toujours externe, puisque l'origine de la tunique vaginale est invariablement placée en dehors de l'artère épigastrique. A l'exception de cette particularité que les viscères qui la constituent sont contenus dans l'enveloppe du testicule, elle suit le même trajet, et contracte avec les parties voisines les mêmes rapports que la hernie inguinale ordinaire. Lorsqu'elle parvient au fond du scrotum, les organes abdominaux touchent immédiatement au testicule, descendent encore au dessous de lui, et peuvent le refouler en arrière et en haut, de manière à rendre sa présence difficile à constater. Souvent des adhérences celluleuses ou autres les unissent à cet ogane; et il est à remarquer que tantôt ces adhérences, déjà établies dans l'abdomen, sont la cause, ou que le testicule en descendant entraîne les viscères et occasionne la formation de la hernie, tantôt que, retenu lui-même par une résistance invincible, il reste au dessus de l'anneau, sans franchir jamais cette ouverture. Dans tous les cas, la hernie congéniale ne trouvant aucun obstacle à surmonter pour s'accroître, fait des progrès rapides, et parvient presque tout-à-coup au fond du scrotum; cette circonstance, jointe à la facilité que l'on éprouve ordinairement à réduire la tumeur, et à l'âge peu avancé du sujet, ne permet presque jamais de la méconnaître. Il n'y a pas jusqu'à la présence assez fréquente d'une grande quantité de sérosité dans la tunique vaginale, et celle des adhérences plus ou moins intimes des viscères au testicule, qui ne contribuent à rendre le diagnostic plus assuré. Les jeunes filles ne sont pas à l'abri d'une espèce de hernie inguinale congéniale, qui se forme quelquefois dans le prolongement séreux qui entoure une partie du ligament rond de la matrice.

Arnaud, Sandifort, Brugnogne, Masselin, Wilmer et quelques autres, ont observé des hernies inguinales doubles du même côté, et qui résultaient de la complication d'une hernie ordinaire avec une hernie congéniale. On conçoit, en effet, qu'en même temps que le prolongement de la tunique vaginale est occupé par l'intestin ou l'épiploon, d'autres parties des mêmes viscères puissent former à côté un nouveau sac parallèle au premier. Chez quelques sujets, les deux hernies, l'une est externe et l'autre interne, l'artère épigastrique séparant les deux origines des sacs herniaires. Il est encore arrivé que la partie inférieure du canal établi entre le péritoine et la tunique vaginale étant seule oblitérée, une anse d'intestin s'est engagée dans sa portion supérieure, et a formé ainsi une tumeur analogue à la fois aux hernies inguinales congéniales et aux hernies accidentelles externes. Enfin, J.-L. Petit, Rouille et Callisen ont indiqué plutôt que décrit des hernies formées à travers des éraillements de l'aponévrose du muscle oblique externe près de l'anneau. Mais les déplacements de ce genre sont très-rares, et peu de personnes ayant eu l'occasion d'en observer des exemples, les rapports, d'ailleurs très-variables de ces tumeurs avec les parties environnantes, n'ont presque jamais été constatés par la dissection. Quant aux hernies dont Cooper a fait une espèce particulière, et qui sont caractérisées par la présence des parties déplacées dans le canal inguinal au dessus de l'anneau, elles ne constituent que des hernies ordinaires arrêtées à leur première période, et ne diffèrent de celles qui ont été précédemment décrites, que parce quelqu'obstacle s'est opposé à leur issue à travers le trou sus-pubien.

L'étranglement des hernies inguinales peut dépendre de toutes les circonstances susceptibles de produire cet effet dans les autres espèces de hernies. Il a ordinairement son siége, soit à l'ouverture supérieure du canal inguinal, soit à l'anneau du muscle grand oblique. Il résulte, ou de la compression exercée par les bords de ces orifices, ou de celle que détermine le collet du sac, quelle que soit la hauteur à laquelle il corresponde. Chez certaines personnes, ces causes se compliquent entre elles, et l'on est obligé d'inciser en même temps ou successivement plusieurs brides tendues sur la hernie. Parmi ces causes d'étranglement, les unes sont susceptibles d'être connues avant l'opération; l'existence des autres ne peut être constatée qu'après la division des enveloppes de la tumeur.

Le pronostic des hernies inguinales, quoique toujours grave, l'est cependant moins que celui du déplacement dont l'ouverture crurale est le siége. Elles sont en effet plus faciles à contenir, et leur débridement ne présente pas autant de danger. Les deux orifices du canal inguinal étant susceptibles d'une grande dilatation, les hernies qui nous occupent acquièrent fréquemment un volume énorme, et communiquent avec le ventre par une ouverture d'un pouce et demi à deux pouces de diamètre; de telle sorte que, si le cours des matières fécales y est gêné, si elles troublent les fonctions digestives, si même elles ne permettent pas au sujet de se tenir debout, leur étranglement aigu est alors assez rare. Il est évident que le pronostic est d'autant plus grave, que la maladie est plus ancienne, et qu'elle est accompagnée de complications plus graves, telles que celles qui résultent de la présence du cirsocèle, de l'hydrocèle, et des autres tumeurs du même genre.

Comme celui de toutes les hernies, le traitement des déplacements des viscères abdominaux à travers le canal inguinal consiste dans la réduction et la contention des parties. Pour exercer alors convenablement le taxis, il convient de faire coucher le sujet, le bassin un peu plus élevé que le reste du tronc, les jambes, les cuisses, la poitrine et le thorax fléchis et rapprochés du ventre, de manière à ce que les parois de cette cavité soient dans un état parfait de relâchement. Le chirurgien, placé du côté correspondant à la maladie, saisit la tumeur, afin de la contenir dans une de ses mains, et en même temps qu'il la pousse dans le canal inguinal, il diminue le volume de sa partie supérieure avec les doigts réunis en cône. L'autre main, placée au devant de l'anneau, maintient les parties réduites pendant que la première redescend en chercher de nouvelles. Ces efforts alternatifs doivent être faits dans la direction du canal, et exécutés avec assez de prudence pour ne pas froisser ou confondre violemment les parties, et préparer ainsi les accidents les plus graves.

Les hernies inguinales trop volumineuses, ou retenues au dehors par des adhérences trop solides pour être réduites, réclament l'emploi de suspensoirs qui s'opposent à leurs progrès. C'est dans les cas d'épiplocèles de ce genre, que Verdier a obtenu les meilleurs effets des douches ascendantes d'eau froide. Pour que ce moyen réussisse, il faut que le malade soit couché sur le dos, les jambes écartées, la tumeur contenue dans un suspensoir, et que la douche dirigée d'abord vers le périnée, soit ramenée graduellement en haut et promenée sur toute la périphérie de la hernie, de manière à la terminer par l'anneau inguinal. Afin d'éviter des percussions trop fortes, il convient de préférer la douche en arrosoir à celle dont la colonne d'eau n'est pas divisée. Lorsque la hernie est totalement rentrée, il faut sans hésiter faire usage de notre nouveau remède.

Les autres procédés dont on a fait emploi pour procurer la guérison radicale des hernies inguinales et autres, tels que la castration, la cautérisation avec le fer rouge ou avec le caustique, le point doré, la suture royale, l'excision du sac herniaire, les topiques, etc., etc., doivent être aujourd'hui généralement abandonnés, pour recourir à notre nouveau spécifique, qui reste seul propre à ces sortes d'infirmités. Il est temps enfin que les anciens procédés, proscrits par la raison, ces monuments de l'enfance et de la barbarie de l'art, disparaissent de nos traités de chirurgie : c'est déjà trop que l'histoire en ait conservé le souvenir.

Lorsque des adhérences intimes unissent le testicule à l'intestin ou à l'épiploon, il est souvent impossible de maintenir ceux-ci dans l'abdomen sans que le bandage porte sur l'autre. Or, les inconvénients qui résulteraient d'une semblable compression sont tels, qu'il vaudrait mieux laisser la hernie au dehors, et se borner à la contenir au moyen d'un suspensoir. Cependant Boyer conseille alors, si l'anneau sus-pubien et le canal inguinal sont assez larges pour permettre la rentrée facile du testicule, de porter cet organe dans le ventre, et de l'y maintenir enfermé au moyen du bandage; il pense que ce parti est préférable à une contention ordinaire, qui ne s'oppose qu'imparfaitement aux progrès de la tumeur, et ne met pas le sujet à l'abri des accidents dont elle peut être la source. Mais il faut, avant d'appliquer le brayer, s'assurer bien que le testicule n'est point arrêté derrière l'anneau, dans le trajet du canal inguinal, et qu'il ne peut souffrir aucune atteinte de la compression. Dans le cas où ce procédé est impraticable, et où cependant il importe de guérir un sujet jeune et vigoureux que la hernie peut réduire à l'inaction, ou même faire périr un jour, il est permis, sans encourir le reproche de témérité, d'inciser la tunique vaginale, de découvrir à la fois le testicule et les viscères, et enfin de les séparer et de réduire la hernie, en laissant au dehors l'organe sécréteur du sperme. Toutefois, cette opération ne devrait être tentée que si l'on pouvait s'assurer d'avance que les adhérences sont de nature filamenteuse, et assez étendues pour que l'on ne soit pas obligé de disséquer péniblement les organes, et d'y préparer une inflammation grave ou même mortelle.

Lorsque le testicule est retenu à l'anneau, en même temps qu'une hernie existe, il faut chercher, par des applications émollientes et par des bains, à faciliter sa descente, afin de pouvoir ensuite appliquer un bandage sans le comprimer, ou le détacher du viscère.

Afin d'exécuter l'opération de la hernie inguinale étranglée, le sujet doit être situé sur le côté droit de son lit, et contenu par des aides dans une position telle que les parois abdominales soient relâchées; le chirurgien se place ensuite de manière à ce que sa main droite corresponde aux pieds du sujet. Une vive lumière doit être dirigée de bas en haut sur la région inguinale. Tous les autres préparatifs étant terminés l'opérateur procède à la division des parties, suivant les règles exposées à l'article des hernies en général, et qu'il serait inutile de reproduire ici.

La première incision doit être dirigée suivant l'axe de la tumeur, et s'étendre depuis un demi-pouce au dessus du rebord de l'anneau jusqu'à la partie inférieure de la hernie. Il importe, d'une part, de mettre parfaitement à découvert la partie sur laquelle doit porter le débridement, et, de l'autre, de diviser les téguments, de manière à ne laisser aucun clapier susceptible de retenir le pus. Le sac, ouvert avec les précautions ordinaires, doit être divisé dans la même direction, et dans une étendue aussi considérable que la peau. Lorsque la hernie est compliquée de l'hydrocèle de la tunique vaginale, il convient d'ouvrir en même temps l'une et l'autre tumeur. Cette double opération permet de guérir en même temps les deux maladies, et d'apercevoir les rapports qu'elles ont entre elles, de manière à détruire les complications qui peuvent en résulter.

La partie la plus importante de l'opération de la hernie inguinale, ou le débridement, a beaucoup occupé les chirurgiens. Juncker, Dionis, Lafaye, Pott et Sabatier préféraient l'incision en dehors, dirigée sur le pilier externe de l'anneau; Platner, Heister, Bertrandi, Mouchart, Dejean, Richter et plusieurs autres divisaient au contraire le pilier interne ou inférieur; enfin, Ravaton et Ledran opéraient indifféremment de l'un et de l'autre côté. Frappés de ces contradictions, et des accidents dont chacune de ces méthodes avait été suivie, Chopart et Desault conseillèrent d'inciser toujours du côté opposé à celui vers lequel se trouve le cordon testiculaire. Ce précepte était évidemment un des plus judicieux que l'on pût donner; il atteste que ces praticiens avaient observé déjà que l'artère épigastrique est située tantôt en dehors et tantôt en dedans du collet du sac, et que ces dispositions sont indiquées par la situation du cordon. Mais ce signe, quelque précieux qu'il soit, peut être rendu équivoque par le déplacement et la dissémination des vaisseaux testiculaires; alors le praticien retombant dans l'incertitude, ne pourrait éviter sûrement l'artère épigastrique. Sharp avait déjà remarqué qu'en incisant directement en haut, et parallèlement à la ligne blanche, on ne se rapproche jamais assez de ce vaisseau pour le diviser. Scarpa, depuis cette époque, a démontré que, dans tous les cas, et quelle que soit l'espèce de la hernie, un débridement modéré, pratiqué suivant cette direction, ne saurait occasionner aucun accident; et ce précepte, adopté par les chirurgiens les plus habiles de toute l'Europe, a reçu déjà la sanction d'une expérience universelle. Il faut observer, toutefois, en s'y conformant, d'une part, de ne pas prolonger le débridement au delà de quelques lignes, et, de l'autre, de porter le bistouri au dessus de la moitié supérieure du pilier interne de l'anneau. Sans ces précautions, l'on serait encore exposé à blesser l'artère épigastrique.

Au reste, toutes les fois que l'on ne rencontre pas le cordon en dehors de la hernie, on peut diviser l'angle supérieur et externe de l'anneau. Boyer pense même que ce débridement est sans danger, quand le cordon se trouve au devant du côté interne du sac, et ce n'est que chez les sujets où cet organe est placé à la partie antérieure et externe de la tumeur, qu'il incise le trou sus-pubien en dedans; mais dans les cas douteux, il est évidemment préférable de suivre le conseil donné par Scarpa.

Quoi qu'il en soit, le lieu marqué pour le débridement étant fixé, le chirurgien fait écarter et soulever par un aide les bords du sac herniaire près de son col, et tandis qu'un autre aide déprime les intestins, il introduit l'extrémité du doigt indicateur de la main gauche jusqu'au siége de l'étranglement. L'extrémité du bistouri boutonné est ensuite glissée sous la bride, qu'on divise autant que cela semble nécessaire pour rendre la réduction facile. Après l'opération, le doigt indicateur sera porté dans le trajet que parcourent les viscères, afin de s'assurer qu'il n'existe pas d'autre point de compression, et que la réduction peut être opérée facilement et sans danger. C'est spécialement dans les hernies inguinales volumineuses et irréductibles qu'a réussi la méthode de débrider l'anneau sans ouvrir le sac herniaire, ou en n'incisant que sa partie la plus voisine de l'étranglement. C'est aussi dans des hernies inguinales rentrées en bloc, que l'on a pu faire ressortir la tumeur afin de l'opérer, et que même Dupuytren a incisé les téguments ainsi que l'anneau, afin d'aller à la recherche de la hernie, qu'il a attirée au dehors et débridée en incisant le collet du sac. Il est à remarquer que, dans ces cas graves, la tumeur, retenue par le péritoine, reste toujours au voisinage de l'ouverture supérieure du canal inguinal, et qu'elle est accessible, soit aux doigts du chirurgien, soit aux branches des pinces dont on peut se servir pour lui faire franchir de nouveau les parties de dedans en dehors.

La blessure de l'artère épigastrique dans l'opération de la hernie inguinale étranglée est, il est vrai, un accident rare. Cependant Gunz, Leblanc, Richter, Bertrandi, Scarpa, Hey, Cooper, Lawrence et plusieurs autres en rapportent des exemples. Cette lésion est d'autant plus grave, que le sang s'épanchant dans la cavité abdominale, on ne la reconnaît qu'aux signes généraux des hémorragies, et qu'alors que le danger le plus pressant menace déjà le sujet. La plupart des écrivains se taisent sur les moyens curatifs à employer en pareil cas, et l'on voit dans toutes ces observations les malades périr, ou ne devoir leur salut qu'au hasard de syncopes salutaires qui ont suspendu la circulation et favorisé la formation de caillots assez solides pour prévenir une effusion nouvelle. Nous pensons cependant, avec Lawrence, que si un chirurgien acquérait la certitude que l'artère épigastrique est ouverte, il devrait, sans hésiter, agrandir largement la plaie, découvrir le vaisseau, et jeter une ligature sur chacune de ses extrémités. Les connaissances anatomiques serviraient alors de guide au praticien; et si, dans l'état actuel de la chirurgie, on peut avoir le malheur d'occasionner l'accident qui nous occupe, on serait impardonnable, en supposant que l'on reconnût assez tôt la cause de l'hémorragie, de ne pas pratiquer la seule opération qui puisse conserver la vie au malade.

## DE LA HERNIE CRURALE.

Les hernies abdominales qui s'opèrent à travers l'ouverture crurale sont beaucoup plus fréquentes chez les femmes que chez les jeunes filles, et surtout que chez les hommes. Les femmes ont le bassin très-étendu transversalement, le repli fibreux qui constitue l'arcade crurale, très-long chez elles, est encore affaibli par des grossesses réitérées; enfin, l'ouverture à travers laquelle sortent les vaisseaux cruraux, présente, sur les femmes qui ont fait plusieurs enfants, un peu plus de largeur, et se laisse un peu plus facilement dilater que chez les autres sujets. Par des dispositions anatomiques contraires, les hommes sont plus spécialement exposés aux hernies inguinales, dont les femmes ne présentent que rarement des exemples; aussi est-il fort rare, dans la pratique, de rencontrer, sur le même sujet, la complication de ces deux espèces de maladies. Cependant cette hernie crurale, que Morgagni n'avait jamais observée sur l'homme, que Sandifort, Walter, Scarpa n'avaient rencontrée qu'une fois, s'est déjà présentée à nos propres yeux plus de cinquante fois chez des sujets masculins.

Une tumeur indolente, sans changement de couleur à la peau, survenue tout-à-coup à l'occasion d'un effort, et située dans le pli de l'aine, au dessous de l'arcade crurale, tels sont les caractères physiques de la hernie qui nous occupe. D'abord profondément cachée dans l'épaisseur des tissus qui forment la partie antérieure et supérieure de la cuisse, il est assez difficile de reconnaître, au premier abord, et la nature, et la véritable origine de la maladie. Ce n'est qu'après plusieurs observations que l'on parvient à cette époque, même chez les sujets dont l'embonpoint est peu considérable, à sentir le col de la hernie, et à distinguer le canal tendineux à travers lequel les viscères se sont échappés. A mesure que son volume s'accroît, cette hernie se rapproche des téguments, et il devient plus facile d'en déterminer les limites; elle forme alors une tumeur ovalaire, aplatie, maronnée, ainsi qu'on l'a observé, et dont le grand diamètre est transversalement situé. Elle s'étend, dans certains cas, de tous côtés, et remonte au devant de l'arcade crurale jusque vers l'anneau inguinal. Ce développement extrême n'imprime aucun changement à la situation de son col : profondément placé et caché par le corps de la tumeur, il est fort difficile de le sentir; mais il conserve les mêmes rapports avec les parties qui l'environnent. On a vu des hernies de ce genre présenter vingt-sept à trente pouces de circonférence; elles s'étendent alors le long de la cuisse, et acquièrent une forme allongée de haut en bas, au lieu de continuer à être ovales tranversalement. Chez quelques sujets atteints de ces hernies énormes, le sac herniaire s'était tellement rapproché de la peau amincie, que l'on pouvait sentir avec la main le mouvement péristaltique des intestins qu'il renfermait. Il n'est pas rare alors de voir la tumeur, comprimant les vaisseaux et les nerfs, déterminer de la douleur et de l'engourdissement dans le membre, la dilatation des veines et l'engorgement œdémateux du tissu cellulaire du pied et de la jambe.

Des chirurgiens distingués, et entre autres Sabatier, ont pris des hernies crurales pour des ganglions inguinaux engorgés, et réciproquement Petit et Cooper citent des observations analogues; dans l'une de celles que rapportent le praticien anglais, on ouvrit l'intestin pour un bubon, et le malade périt : il faut donc apporter un soin extrême à l'examen de toutes les circonstances qui peuvent éclairer sur la nature de la maladie. Si la tumeur, survenue à l'occasion d'un effort, augmente de volume pendant la marche, et diminue ou disparaît par la situation horizontale, ou à la suite de pressions modérées, si la toux lui imprime une impulsion évidente, on ne saurait douter qu'il n'existe une hernie ; car les engorgements des ganglions lymphatiques ne présentent aucun de ces caractères. Mais ils cessent eux-mêmes presque complétement d'exister, lorsque l'étranglement de la hernie survient. Cependant la lumière dont elle s'est formée, et les phénomènes qu'elle présentait antérieurement, devraient encore, dans ce cas, la faire reconnaître, si le trouble des fonctions digestives, l'anxiété, les douleurs abdominales et les autres accidents qui se manifestent, pouvaient laisser des doutes dans l'esprit du chirurgien. Ces phénomènes ne sauraient jamais être le résultat d'une inflammation des ganglions ; et lors même que l'on serait encore incertain sur la nature de la tumeur, il faudrait se comporter comme si l'existence de la hernie était démontrée. Une incision faite sur un bubon ne peut être suivie d'aucun accident grave, et le chirurgien, après l'avoir pratiquée, serait absous par tous les hommes instruits; tandis qu'une inaction, toujours dangereuse, le ferait accuser d'ineptie ou de timidité, et pourrait occasionner la mort du sujet. La conduite que nous conseillons est d'ailleurs justifiée par les succès que Leblanc obtint dans des cas semblables. Il ne faudrait pas même se laisser arrêter durant l'opération, si les accidents d'étranglement étaient évidents, par la présence d'un ganglion inguinal enflammé. Callisen, trouvant un bubon chez un sujet qui était dans ce cas, poursuivit ses recherches, et découvrit profondément une petite hernie, qu'il réduisit après avoir débridé l'ouverture qui lui livrait passage. Else rapporte que, dans une semblable occasion, la conduite opposée du chirurgien fut suivie de la mort du sujet. On trouva, à l'examen du cadavre, que, derrière les ganglions enflammés, existait une portion d'intestin grêle étranglée. Il ne faut jamais, chez les sujets dont la maladie ne semble pas parfaitement caractérisée, que le praticien accorde plus de valeur au témoignage de son toucher, qu'aux conseils de sa raison et aux indications qui naissent des accidents intérieurs qu'éprouve le malade.

Ces considérations s'appliquent parfaitement au cas où des tumeurs enkystées, situées au voisinage de l'arcade crurale, pourraient, ou faire croire à la présence d'une hernie qui n'existe pas, ou faire méconnaître, en la recouvrant, une hernie qui existerait. Il n'est pas très-rare, ainsi que Dupuytren l'a plusieurs fois constaté, de trouver des kystes séreux au devant des sacs herniaires situés au dessous de l'arcade crurale, et il n'en faut pas moins, lorsqu'on les rencontre, continuer l'opération. Petit, Cooper, et quelques autres chirurgiens, ont vu des varices de la veine crurale simuler des hernies. L'on a quelquefois alors couvert la tumeur d'emplâtres astringents, ou appliqué sur elle des bandages compressifs qui aggravaient la maladie, et occasionnaient des douleurs insupportahles. Mayer ouvrit, dit-on, pour une hernie crurale, un anévrisme de l'artère de ce nom ; il ne fut averti de son erreur que par la sortie du sang artériel. Une compression méthodique sauva le malade. Il suffit de connaître de pareilles erreurs pour les éviter. Des dépôts par congestion, sortis par l'ouverture crurale, peuvent simuler des tumeurs herniaires. Mais les douleurs dorsales ou lombaires dont ces collections purulentes ont été précédées, la saillie qu'elles forment lorsque le sujet est debout, la manière brusque et facile dont elles rentrent à l'occasion des plus légères pressions, l'absence constante de toute espèce de trouble dans les fonctions du canal digestif, tels sont les phénomènes qui préserveront constamment les praticiens des méprises de ce genre.

Des chirurgiens fort attentifs et fort habiles ont éprouvé quelquefois beaucoup de difficultés à distinguer les hernies crurales de celles qui se forment à travers l'ouverture inguinale. Pelletan avoue qu'il a plusieurs fois opéré des tumeurs de ce genre, croyant qu'elles étaient sorties par l'anneau inguinal, et qu'il n'a reconnu son erreur qu'après l'ouverture du sac. Cette méprise est toutefois des plus graves ; car les pressions que nécessite le taxis, dans les hernies inguinales ou crurales, doivent être faites suivant des directions différentes ; et les incisions qu'il est indispensable de pratiquer pour opérer le débridement de chacune d'elles, pourraient devenir funestes, si l'on se trompait sur le siége et sur l'origine de la tumeur. Dans les cas ordinaires, il serait difficile de méconnaître la hernie crurale : sa situation, la direction de son corps, la possibilité de parcourir au dessus d'elle toute l'étendue de l'arcade crurale, sont autant de particularités qui n'appartiennent, pour ainsi dire, qu'à elle. Lorsque, très-développée et portée en haut, cette hernie se rapproche de l'orifice externe du canal inguinal, on trouve, en abaissant la tumeur, que son col est situé au niveau et en dehors de l'épine du pubis; tandis que, dans le cas de hernie inguinale, cette saillie osseuse est au contraire placée en bas et en arrière du col du sac. D'ailleurs, chez les sujets dont les hernies sont le plus volumineuses, il est presque toujours possible, lorsque le canal inguinal se trouve libre, de le reconnaître à l'aide du toucher, et de passer le doigt entre son orifice et la partie supérieure de la hernie crurale; enfin de s'assurer, chez l'homme, que le cordon des vaisseaux spermatiques ne présente point alors de tuméfaction.

Les viscères qui forment la hernie crurale, sont ordinairement l'intestin grêle et l'épiploon. On y a trouvé, toutefois, à droite, le cœcum et une portion du colon ascendant, et à gauche, la partie descendante de ce dernier intestin, avec le commencement du rectum. La vessie a souvent été rencontrée dans des hernies de ce genre. La matrice elle-même s'y est trouvée, mais très-rarement, entraînée.

La véritable situation de la hernie crurale, relativement aux vaisseaux cruraux, n'est bien connue que depuis les travaux de Gimbernat, Hey, Monro, Cooper et Scarpa. Il est vrai que Bertrandi, Desault, Lassus et quelques autres praticiens avaient exposé ces rapports avec exactitude ; mais leur opinion n'était pas parfaitement démontrée, et Petit, Sabatier, Callisen, Richter, avaient établi que la hernie peut se trouver en dehors, en avant ou en dedans des vaisseaux cruraux. Il suffit d'examiner attentivement la structure de l'ouverture crurale supérieure et la disposition des organes qui la traversent, pour découvrir le peu de fondement de ces opinions.

Pour former la hernie qui nous occupe, les viscères commencent constamment par surmonter la résistance du tissu qui ferme en haut l'ouverture crurale supérieure. Ils descendent ensuite le long du canal crural, et sortent, soit par son ouverture inférieure, soit, ce qui est moins ordinaire, par l'une des ouvertures que présente sa paroi antérieure ; on les a vus s'échapper en arrière par la paroi postérieure de ce canal, et se diriger vers les muscles pectiné et adducteur. Dans tous les cas, l'artère et la veine fémorales restent à la partie externe du collet du sac. Celui-ci, à peine dégagé de l'aponévrose crurale, se trouve moins resserré ; il admet de nouvelles portions d'intestin ou d'épiploon, et se dilate de manière à former une tumeur plus ou moins volumineuse. Le tissu cellulaire de la cuisse, plus dense et plus serré en bas qu'en haut, permet à la hernie de se développer davantage dans ce dernier sens que dans l'autre. Par la même raison, elle s'étend transversalement, et surtout du côté externe. La tumeur se relève donc sur l'arcade crurale; son fond, qui devait être inférieur, se trouve en avant; celle de ses faces qui aurait été antérieure si la tumeur avait continué de descendre le long de la cuisse, forme son bord supérieur. Le rebord falciforme qui termine inférieurement la paroi antérieure du canal crural, se trouve, à raison de ce mouvement, relevé vers l'abdomen; le canal lui-même devient plus court, il disparaît en grande partie, et bientôt la hernie, si elle continue de s'accroître, semble, aussitôt après sa sortie de l'abdomen, s'être directement portée en avant et dilatée sous la peau. Dans ce cas, elle recouvre les vaisseaux cruraux, et s'étend même jusqu'à leur partie externe; mais, on ne saurait trop le redire, le collet du sac ou l'origine de la tumeur conserve avec eux les rapports que nous avons indiqués.

Il résulte des modifications que la hernie crurale imprime aux parties à travers lesquelles elle s'échappe, qu'elle paraît formée de deux portions: l'une, qui constitue son collet, dont l'étendue est d'environ un demi-pouce, et qui se dirige de haut en bas et d'arrière en avant; l'autre, qui est formée par le sac lui-même, et dont l'axe est au contraire dirigé en haut et en avant. Le canal crural est souvent alors presqu'entièrement effacé.

Considérée dans son ensemble, la hernie crurale a les rapports suivants avec les parties qui l'avoisinent : son côl est recouvert en avant par les vaisseaux spermatiques qui parcourent le canal inguinal ; il n'est séparé d'eux que par un intervalle de quelques lignes, et par cette lame aponévrotique fort mince qui forme la paroi inférieure du canal et le bord inférieur de l'arcade crurale. En dehors et en avant on trouve la partie inférieure de l'artère épigastrique, qui, de l'artère crurale, se porte en haut et en dedans vers le muscle droit de l'abdomen, et contourne la partie externe de l'origine du sac herniaire ; deux rameaux nés de cette artère entrent dans le canal inguinal, se réunissent aux vaisseaux spermatiques, et passent avec eux au devant du collet du sac. En dehors, et un peu en arrière de ce dernier, on observe l'artère et la veine crurales, qui sont couchées au côté interne des muscles psoas et iliaque. En arrière se trouve la branche du pubis, recouverte par l'aponévrose pelvienne et le muscle pectiné. Enfin, du côté interne, le col de la hernie est en rapport avec le ligament de Gimbernat. Ce côté est le seul qui ne présente pas ordinairement de vaisseaux considérables, et dont la lésion serait dangereuse. Cependant, lorsque l'artère sous-pubienne naît par un trou commun avec l'épigastrique, ce qui a lieu environ une fois sur trois ou sur quatre, on observe que le premier de ces vaisseaux contourne le collet du sac herniaire, et descend ensuite vers le trou sous-pubien. Quand le tronc commun de l'épigastrique et de la sous-pubienne est fort court, cette dernière se trouve placée au dessous du col de la tumeur et du ligament de Gimbernat; quand il est long, au contraire, elle passe au dessus et en avant de ce même col, et croise la direction du ligament dont il s'agit; mais cette disposition est la plus rare. Suivant Monro, elle n'a lieu qu'une fois sur cent; peut-être même est-elle moins fréquente encore. Enfin, le débridement dirigé du côté du ligament de Gimbernat n'est pas aussi constamment exempt de danger qu'on le pourrait croire au premier abord, parce qu'il arrive assez souvent qu'une branche de l'artère épigastrique passe derrière lui, s'unit à une branche semblable de la sous-pubienne, et se ramifie à la face postérieure du pubis, dans le tissu cellulaire qui unit cet os à la paroi vésicale antérieure, enfin à la portion de l'aponévrose pelvienne qui recouvre le muscle obturateur interne. Dupuytren a plusieurs fois rencontré cette disposition remarquable.

Ce serait une erreur que de croire, avec la plupart des auteurs, que la hernie crurale est recouverte par l'aponévrose fascia-lata. Cette disposition n'a lieu que dans les cas, fort rares, où la tumeur, très-petite, est encore contenue dans le canal crural. Mais, chez presque tous les sujets, le corps de cette tumeur se place au devant du feuillet superficiel de l'aponévrose crurale; c'est là qu'elle s'épanouit, et forme la tumeur aplatie qui la distingue. Cette tumeur est donc recouverte par les téguments, le tissu cellulaire sous-cutané, les ganglions lymphatiques de l'aine, les vaisseaux et les nerfs cruraux superficiels, les artères génitales externes, et le feuillet mince et fibro-celluleux du fascia-superficialis. Cooper a décrit encore, sous le nom de fascia-propria, une enveloppe cellulo-fibreuse immédiatement appliquée au sac herniaire, et qui, fermant d'abord l'ouverture crurale supérieure aurait été poussée en bas, à mesure que la hernie s'est développée, et se serait appliquée à sa face externe; mais les dissections les plus minutieuses n'ont pas fait reconnaître cette enveloppe, et il est probable que le chirurgien anglais a pris, dans ce cas, pour une membrane distincte, les lames de tissu cellulaire condensé qui revêtent immédiatement, chez beaucoup de sujets, l'extérieur du sac herniaire.

En séjournant au milieu des parties extérieures, la hernie les irrite d'une manière lente et en altère la texture. Tantôt elle provoque, au devant du sac péritonéal qui l'enveloppe, la formation des kystes séreux ou d'abcès plus ou moins considérables; d'autres fois elle use, atrophie et détruit, par la pression qu'elle exerce, les tissus qui la séparent de la peau, de telle sorte qu'elle devient enfin sous-cutanée. Ces tissus acquièrent quelquefois au contraire une densité et une épaisseur considérable; ils forment au devant du sac herniaire plusieurs feuillets distincts dont l'apparence est souvent fibreuse, et qui, chez d'autres sujets, ne paraissent être que celluleux, ressemblent assez au péritoine. Ces variétés de structure des parties situées au devant des hernies crurales sont presque infinies, et il serait impossible de les énumérer toutes. Nous dirons seulement qu'il résulte de beaucoup d'observations, qu'il existe rarement deux tumeurs qui soient parfaitement semblables, et que l'opération est une des plus difficiles et des plus délicates de toutes celles du même genre; elle exige plus que toutes les autres une extrême prudence, un coup-d'œil exercé et un impertubable sang-froid de la part du chirurgien.

Les symptômes qui caractérisent l'étranglement de la hernie crurale ne diffèrent pas de ceux que l'on observe dans tous les autres cas de hernie, et ils réclament ordinairement l'emploi des mêmes moyens généraux de traitement. Enfin, les maladies du sac herniaire, ses dispositions variées et plusieurs autres particularités des hernies n'offrant rien de spécial pour celle qui fait le sujet de cet article, nous en renvoyons l'histoire aux mots : Des Hernies en général.

Le taxis est plus difficile à opérer dans les cas de hernie crurale que dans la plupart des autres, à raison de la rigidité du contour de l'ouverture crurale supérieure et de son extrême étroitesse. Le changement de direction que la tumeur éprouve en se portant au dehors et sa forme aplatie, sont autant d'obstacles qui s'opposent encore à l'efficacité des efforts de réduction; aussi faut-il une patience extrême et les plus grandes précautions pour faire réussir les tentatives de taxis que l'on se permet dans ces cas difficiles. Le sujet doit être couché sur le dos, la tête et la poitrine inclinées sur le ventre, les jambes et les cuisses également fléchies. La cuisse du côté malade, un peu moins relevée que l'autre, doit être portée en dedans, afin de relâcher le feuillet superficiel de l'aponévrose fascia-lata, et de permettre aux viscères de s'engager plus facilement dans l'ouverture inférieure du canal crural. Le sujet devra respirer largement, éviter toute espèce d'efforts et de contractions abdominales. Si la douleur lui arrache des cris, il doit les exhaler, et ne pas chercher à les étouffer, car alors, le diaphragme et les muscles abdominaux se contractant, les viscères tendent à sortir, et la réduction devient impossible. Le chirurgien, placé du côté de la maladie, fait d'abord descendre autant qu'il le peut le fond de la tumeur, et la place directement en avant de l'ouverture qui l'a transmise au dehors. Couvrant alors toutes les parties de la hernie avec l'une de ses mains, ou avec les deux si elle est volumineuse, il en rapproche la circonférence du centre en même temps qu'il presse, d'avant en arrière et un peu de bas en haut, sur cette partie centrale. Il rétrécit ainsi la cavité extérieure qui reçoit les viscères, et, les soumettant à une force plus grande que celle qui les repousse de la cavité abdominale, il les force d'y rentrer. Souvent, dans ce cas, de légers mouvements de circumduction, imprimés à la tumeur pendant qu'on la presse, sont suivis d'un heureux résultat. On n'obtiendrait aucun avantage de violenter les parties, de les soumettre à des manipulations réitérées : la saine pratique repousse toutes les manœuvres de ce genre. Il faut agir avec modération, exciter le moins de douleur possible, presser d'une manière uniforme et graduée, et se garder surtout, en faisant porter les efforts sur la partie supérieure de la tumeur, d'appliquer cette partie du canal crural au dessus de son ouverture inférieure, et, en le fermant ainsi, de s'opposer soi-même au succès de l'opération.

Lorsque le taxis ne réussit pas, et que les accidents persistent, ce qui a lieu le plus ordinairement, il faut opérer. Ce parti est d'autant mieux indiqué, que, d'après les observations de Hey et de Cooper, l'étranglement étant très-étroit dans les hernies crurales, la terminaison est plus rapidement funeste que dans les autres.

Le malade doit être couché sur le bord droit de son lit, même lorsque la hernie est à gauche, si le chirurgien éprouve quelque difficulté à se servir de la main gauche; mais, s'il est réellement ambidextre, l'opérateur aura plus d'avantage à faire placer le sujet sur le bord du lit correspondant à la tumeur, parce qu'alors il sera plus près des parties sur lesquelles il opère, et pourra les examiner avec plus de facilité. L'appareil d'instruments et celui de pansement ne diffèrent pas de ce qu'ils doivent être pour les autres opérations du même genre. Si la peau est libre, si elle peut être soulevée sur la tumeur, le chirurgien doit profiter de cette disposition et faire à la membrane un pli transversal, dont il saisira lui-même l'une des extrémités, tandis qu'il confiera l'autre à un aide intelligent. La base de la lame d'un bistouri droit, et convexe sur le tranchant, étant portée sur le pli, doit le diviser, d'un seul coup, dans toute sa hauteur. Cette première incision doit s'étendre du tiers interne de l'arcade crurale, et d'un pouce au dessus d'elle, jusqu'au dessous de la partie inférieure de la tumeur. Si elle n'était pas d'abord assez étendue, on l'agrandirait en incisant secondairement ses angles. Dans le cas où les téguments ne peuvent être soulevés, il faut promener sur eux la lame du bistouri, de manière à les diviser d'un seul coup dans toute leur épaisseur et dans toute l'étendue que nous venons d'indiquer. Il convient alors que l'instrument ne pénètre pas au delà du derme, car il arrive assez fréquemment que le sac herniaire est très-rapproché de la peau. Si la tumeur est peu volumineuse, et que l'on juge pouvoir aisément découvrir les viscères à l'aide de cette première division, il faut continuer la section des parties en s'approchant du sac. Dans le cas contraire, l'incision doit être rendue cruciale, en coupant chacune de ces lèvres à sa partie moyenne, et perpendiculairement à sa direction. Il est indispensable que ces deux sections secondaires s'étendent, d'un côté à l'autre, jusqu'aux limites de la tumeur, et la forme ovalaire et transversale de cette dernière exige presque constamment qu'on les pratique. Jamais, dans les opérations graves et délicates, il n'y a d'inconvénient à largement diviser la peau; le chirurgien exécute par ce moyen la section des parties profondes avec plus de facilité, de promptitude et de sûreté. Les vaisseaux qui pourraient être coupés dans ce premier temps de l'opération doivent être immédiatement liés. On doit éviter d'intéresser le tronc de la veine saphène, mais, s'il était ouvert, il faudrait placer une ligature sur chacune de ses extrémités.

Les parties situées entre le tégument et le sac herniaire exigent, pour être divisées, les plus grandes précautions. Tantôt, avec les pinces à ligature, le chirurgien saisira et soulèvera quelques portions de tissu, qu'il coupera en dédolant avec le bistouri porté à plat; d'autres fois, dirigeant la pointe de cet instrument, couché sur l'une de ses faces, au dessous des feuillets fibreux qui se présentent, il les détachera et en fera la section en leur présentant le tranchant de la lame; dans quelques cas enfin, il glissera sous les parties une sonde cannelée, à pointe mousse et sans cul-de-sac, sur laquelle il les divisera. L'habitude et la disposition spéciale des tissus feront tour-à-tour employer et préférer chacun de ces moyens. Il faut agir avec d'autant plus de prudence qu'il existe rarement beaucoup de sérosité dans les sacs des hernies crurales. On doit aussi éviter de se méprendre sur la nature des parties que l'on divise, et ne pas croire que le sac herniaire a été ouvert, tandis que l'on n'en a coupé que les enveloppes extérieures. Cooper rapporte que dans un cas semblable un chirurgien, croyant avoir pénétré jusqu'aux viscères, débrida et réduisit la tumeur, dont l'étranglement se continua, et fit périr le sujet. Le sac herniaire est en général libre dans une grande partie de sa circonférence; la sérosité qu'il contient lui donne une demi-transparence fort remarquable, et, dans le cas où il est immédiatement appliqué à l'intestin enflammé, cet organe le fait paraître d'un bleu rougeâtre. Il faut l'ouvrir, soit en le piquant légèrement avec la pointe du bistouri, soit en introduisant entre les lames qui le composent l'extrémité de la sonde cannelée. C'est ordinairement par sa partie antérieure et inférieure qu'on l'attaque d'abord, et, quand il est ouvert, on l'incise dans toute son étendue et dans la même direction que la peau, soit avec le bistouri et la sonde cannelée, soit avec les ciseaux mousses.

Les précautions à prendre pour éviter de blesser l'intestin dans ce temps de l'opération, la manière de mettre cet organe à découvert et de le séparer de l'épiploon, les procédés à l'aide desquels on remédie aux diverses complications que ces organes peuvent présenter, soit à raison de leur adhérence entre eux ou avec le sac herniaire, soit sous le rapport de leur inflammation ou de leur gangrène, toutes ces parties importantes de l'opération de la hernie étranglée ne présentent rien de spécial dans le cas particulier qui nous occupe.

Lorsque le siége de l'étranglement est à l'ouverture crurale inférieure, ou bien à l'une de celles que présente la paroi antérieure du canal crural, il est facile de débrider ces ouvertures à l'aide d'une sonde cannelée, glissée entre leur bord et les viscères. Les fastes de la chirurgie ont conservé plusieurs exemples de variétés de l'étranglement dans lesquelles le débridement que nous conseillons a suffi pour faire rentrer les parties.

Les chirurgiens ont singulièrement multiplié les procédés, afin de rendre moins dangereux le débridement de l'ouverture crurale supérieure, qui est le siége le plus ordinaire de l'étranglement de la hernie dont nous traitons. Arnaud fit voir le premier que la lésion de l'artère épigastrique n'était pas, dans cette opération, le seul écueil qu'il fallût éviter. L'artère spermatique, renfermée avec le cordon testiculaire dans le canal inguinal, peut aussi être ouverte et faire périr le sujet d'hémorragie. Cette artère en avant réunie à deux rameaux de l'épigastrique; le tronc de cette dernière en dehors; en dehors et en arrière les troncs considérables des vaisseaux cruraux, telles sont les branches vasculaires qui entourent de trois côtés le collet du sac, et qu'il faut respecter. En arrière on ne saurait débrider, puisque la branche du pubis forme, dans ce sens, le contour de l'ouverture crurale. Il reste donc le côté interne, formé par le ligament de Gimbernat; mais le débridement n'y est pas toujours aussi assuré que ce chirurgien le pensait, à raison des vaisseaux dont nous avons parlé précédemment, et qui rampent sur la face postérieure ou supérieure de ce repli fibreux.

Leblanc, afin d'éviter tous ces écueils, avait proposé de dilater l'ouverture crurale supérieure à l'aide d'un instrument en forme de gorgeret, fendu suivant sa longueur, et dont les deux parties latérales étaient susceptibles de s'écarter au moyen d'une pression exercée sur les branches qui les terminaient. Cet instrument et ce procédé sont aujourd'hui abandonnés, parce qu'il est presqu'impossible de se servir du premier et d'exécuter l'autre, surtout lorsque les parties sont très-serrées par l'ouverture qu'elles traversent. Le crochet d'Arnaud n'a pas obtenu, dans ce cas, un succès plus durable que le dilatoire de Leblanc. Scarpa, cependant, en recommande l'usage, et afin d'en rendre l'action plus efficace, ce chirurgien prescrit d'inciser, parallèlement à l'arcade crurale, le repli falciforme que présente l'aponévrose crurale au devant du collet du sac. Mais bien que cette incision, en relâchant l'arcade crurale, et en lui permettant de remonter un peu vers l'abdomen, favorise la dilatation de l'ouverture crurale supérieure, il est évident, aux yeux de tous les praticiens, qu'elle est insuffisante pour permettre de réduire les hernies d'un volume même médiocre.

Il faut donc absolument inciser, à l'aide du bistouri, le contour de l'ouverture qui a donné passage à la hernie. Bell voulait que, dans ce cas, après avoir introduit, le plus profondément possible, le doigt indicateur de la main gauche entre l'intestin et le ligament de Fallope, le chirurgien divisât, de dehors en dedans, l'épaisseur de l'arcade crurale. L'incision, dirigée perpendiculairement au bord inférieur de l'arcade, devait l'amincir graduellement, de manière à éviter les vaisseaux spermatiques, et à respecter les parties étranglées que protégeait le doigt placé au devant d'elles; ce procédé, qui est long, difficile à exécuter, et qui ne met pas plus que les autres à l'abri du danger que l'on redoute, n'a jamais été adopté par un grand nombre de praticiens. Il est aujourd'hui tombé dans un oubli complet.

Else a proposé une opération à peu près semblable à la précédente, et qui n'a pas plus qu'elle obtenu le suffrage des praticiens judicieux. Cette opération, pratiquée par Law et par Borest, consiste à inciser l'arcade crurale parallèlement à son bord inférieur, et un peu au dessus de lui. Toute son épaisseur étant divisée, on doit passer une sonde cannelée par l'ouverture, l'engager sous la portion aponévrotique qui étrangle l'intestin, et inciser cette portion, autant qu'il est nécessaire pour rendre la réduction facile. Qui ne voit que cette opération laborieuse expose à ouvrir l'intestin au dessus de l'étranglement? d'ailleurs l'adhérence du fascia transversalis à l'arcade crurale, rend le passage de la sonde fort difficile. Enfin, dans les cas où les vaisseaux sont situés près du collet du sac pour être divisés, cette manière d'opérer ne saurait faire éviter le danger. Le procédé de Cooper, qui consiste à inciser l'arcade crurale jusque dans le canal inguinal, et à éloigner avec une sonde recourbée, le cordon des vaisseaux spermatiques du tranchant du bistouri, tandis que l'on débride à la manière ordinaire, ce procédé, disons-nous, est moins désavantageux que celui d'Else, mais il est trop compliqué, et ne sera jamais, par cette raison, généralement adopté.

Les seules méthodes de débridement de la hernie crurale entre lesquelles tous les praticiens se trouvent actuellement partagés, sont 1°, celle qui consiste à inciser le ligament de Gimbernat près de son insertion au pubis; 2°, celle, plus ancienne, suivant laquelle on porte l'instrument obliquement sur l'arcade crurale. Inciser cette arcade directement en haut, vers l'ombilic, serait aller à la rencontre du cordon des vaisseaux spermatiques, et quoique ce procédé ait plusieurs fois réussi, il présente trop de dangers pour que nous le recommandions. Diriger le débridement en haut et en dedans, serait plus imprudent encore, puisque le cordon testiculaire descend de haut en bas et de dehors en dedans, et que, suivant ce procédé, il n'existerait presqu'aucune possibilité de l'éviter. Lier d'abord, ainsi que le proposait Arnaud, le cordon testiculaire au moyen d'une aiguille courbe, afin d'éviter les dangers de sa lésion, est une opération barbare qui entraîne la perte du testicule, et qu'il n'est plus besoin de combattre. Les mouchetures, pratiquées le long du bord inférieur de l'arcade crurale, rassurent d'abord la timidité; mais, en dernier résultat, il faut qu'elles soient assez profondes pour rendre aux viscères leur liberté, et, dans ce cas, elles équivalent à une incision isolée qui présente alors l'avantage d'être plus rapidement faite et de ne pas exposer à autant de tâtonnements.

Inciser le ligament de Gimbernat ou l'arcade crurale, tels sont donc les deux procédés de débridement qui sont le plus généralement adoptés dans les cas de hernie crurale. Les anglais préfèrent le premier, tandis qu'en France le second réunit le plus grand nombre des suffrages. Les raisons que nos voisins allèguent, afin de justifier leur conduite, consistent en ce qu'en incisant le ligament on attaque directement la cause la plus puissante de l'étranglement, et que l'on peut couper dans l'étendue d'un demi-pouce et plus, du côté de l'épine pubienne, sans intéresser l'attache principale de l'arcade crurale à l'os, d'où il résulte, suivant que ce repli fibreux est moins affaibli après l'opération, que s'il avait été directement incisé. Ils se fondent aussi sur ce qu'il n'existe presque jamais en dedans aucun vaisseau dont la lésion soit à redouter. Comme dans tous les cas du même genre, l'opération consiste à introduire sur la pulpe du doigt indicateur de la main gauche, la lame d'un bistouri boutonné que l'on glisse sous l'étranglement, de manière à ce que le bouton dépasse seul à l'intérieur la partie que l'on veut diviser : le bistouri de Pott, modifié par Cooper, convient parfaitement dans ce cas.

On peut opposer à ce procédé, qu'à raison de la présence assez fréquente de vaisseaux artériels derrière le ligament de Gimbernat, il ne met pas plus constamment à l'abri de l'hémorragie qu'une autre opération qui, portant sur l'arcade crurale, n'intéresserait ni les vaisseaux spermatiques, ni l'artère épigastrique. Quant à cet avantage, qu'après l'opération de Gimbernat, l'arcade crurale reste moins affaiblie que s'il avait été divisée, il est évident qu'il n'existe pas. En effet, c'est moins le relâchement de l'arcade crurale qui dispose aux hernies qui se font au dessous d'elles, que la dilatation, l'élargissement, le peu de résistance des parties qui forment le contour de l'ouverture crurale supérieure. Or, dans le procédé dont il est question, cette ouverture, incisée en dedans, reste aussi large et aussi faible que si elle avait été divisée en avant. L'expérience ne justifie par aucune observation les assertions contraires des chirurgiens de Londres. Enfin, l'opération qu'ils préfèrent attaque la partie la plus reculée, la plus profonde du contour de l'ouverture aponévrotique qui étrangle les viscères : elle est donc plus difficile à pratiquer ; elle a lieu immédiatement sous les yeux du chirurgien, et expose davantage aux lésions des parties que renferme la tumeur. Ces derniers inconvénients, bien qu'ils puissent être facilement surmontés par des praticiens habiles, n'en existent pas moins, et l'on doit en tenir compte dans l'appréciation comparative des diverses opérations.

Débrider l'ouverture crurale, en attaquant son côté antérieur, est une opération qui, sur la femme, n'offre aucun inconvénient, parce que le canal inguinal ne renfermant pas chez elle d'artère volumineuse, aucune hémorragie n'est à redouter. Chez l'homme, il existe plus de danger, et l'opération doit être faite avec plus de circonspection. Cependant un intervalle assez considérable sépare le bord inférieur de l'arcade crurale des vaisseaux spermatiques. Cet intervalle peut être consacré tout entier au débridement ; et si l'on porte la lame du bistouri obliquement en dehors, ou surtout en dedans vers l'attache directe de l'arcade crurale au pubis, de manière à suivre à peu près la direction du cordon testiculaire, la lame du bistouri, arrivant obliquement sur lui, le divise plus difficilement encore, et l'on peut opérer sans danger le débridement que les hernies les plus considérables rendent nécessaires. L'expérience de Sharp et de la plupart des chirurgiens du siècle dernier atteste l'innocuité de l'incision oblique en haut et en dehors; celle de Dupuytren, en confirmant le même fait, démontre les avantages du débridement dirigé en dedans et un peu en haut; c'est celui qu'il a le plus souvent pratiqué. Il est indispensable, pour exécuter le premier de ces procédés, de commencer le débridement à la partie interne du contour antérieur de l'anneau crural, afin qu'il soit terminé avant que l'instrument ne rencontre l'artère épigastrique, qui se trouve à la partie externe de ce même contour. L'incision en dedans et un peu en haut, déjà recommandée par Scarpa, dans les cas où l'incision de l'aponévrose fascia lata ne suffirait pas, et où la dilatation de l'ouverture crurale serait impraticable, expose à moins de dangers encore, et doit être généralement préférée. Le bistouri courbe de Pott, concave sur son tranchant, et que l'on emploie pour ces opérations, embrasse trop de parties à la fois; il fait commencer le débridement trop haut sur la face postérieure de l'arcade crurale; il faut presser avec force sur sa lame pour la faire agir, et en la faisant scier de cette manière, il est facile d'arriver aux vaisseaux spermatiques, dont la section devient presque inévitable. Dupuytren a rendu ce bistouri convexe sur le tranchant, et, par cette heureuse modification, l'action en est devenue plus facile et plus sûre. Il suffit, en effet, alors d'introduire la lame à plat, et couverte par la pulpe du doigt indicateur, sous l'étranglement. A l'instant même où son tranchant est relevé et dirigé obliquement en haut et en dehors, ou mieux en dedans et très-légèrement en haut, on sent la portion tendue de l'aponévrose se diviser sur lui. Il n'est besoin d'exercer aucun effort avec l'instrument, ni de lui imprimer aucun mouvement : un très-petit nombre de fibres correspondant à son tranchant, il semble qu'elles cèdent spontanément tant elles sont coupées avec facilité. Alors, la lame du bistouri n'agissant pas en sciant, mais seulement en pressant, elle repousse, sans les diviser, le cordon flasque et mou des vaisseaux spermatiques lorsqu'elle arrive jusqu'à lui. Les expériences faites sur le cadavre démontrent que, dans ce cas, ils sont laissés intacts; mais, ainsi que nous l'avons déjà dit, il n'est pas besoin que le débridement soit assez étendu pour que le bistouri les atteigne.

Les deux procédés que nous venons de décrire présentent, en dernière analyse, une somme à peu près égale d'avantages et d'inconvénients; ils méritent presque également l'assentiment des praticiens. L'habitude peut seule mettre quelque différence notable entre eux. Nous conseillons donc aux jeunes chirurgiens de se les rendre également familiers, afin de pouvoir les pratiquer avec autant de dextérité l'un que l'autre, dans les cas où il serait important de faire un choix entre eux. C'est ainsi que Dupuytren, opérant une hernie crurale, et ayant porté son doigt jusqu'au siége de l'étranglement, sentit battre en dedans et en arrière des vaisseaux, en haut l'artère spermatique, en arrière la crurale, en dehors l'épigastrique. Il évita tous ces écueils en débridant obliquement en dedans et très-légèrement en haut. Dans une occasion différente il aurait fallu agir d'une autre manière; il y a toujours de grands avantages à savoir varier les procédés, suivant que les circonstances l'exigent.

## DE LA HERNIE EXOMPHALE OU OMBILICALE.

La hernie ombilicale est beaucoup plus rare que les hernies inguinales et crurales; elle atteint plus spécialement les enfants que les sujets adultes; les femmes y sont plus exposées que les hommes. La hernie ombilicale présente de notables différences, suivant qu'elle est congéniale, qu'elle se développe quelque temps après la naissance, ou qu'elle survient chez des sujets adultes.

Large et presque béant chez le fœtus, l'ombilic est, avant la naissance, le point le moins résistant de la ligne blanche, dont la partie supérieure ne présente encore que très-peu de solidité. En parcourant la surface interne de cette ligne, on sent l'extrémité du doigt s'engager avec facilité dans l'anneau ombilical, le traverser, et parvenir entre les vaisseaux du cordon, repoussant au devant de lui une portion du péritoine qui lui sert d'enveloppe. Si l'on exerce de légères tractions sur les vaisseaux ombilicaux, leur base devient plus saillante, et l'on entraîne avec eux, dans l'anneau qu'ils traversent, la membrane séreuse de l'abdomen, qui forme en dedans une petite fossette et bientôt une sorte d'entonnoir dans lequel les intestins peuvent aisément pénétrer. Ces dispositions anatomiques expliquent parfaitement la formation de l'exomphale congéniale, à une époque où le fœtus, encore renfermé dans la matrice, ne semble être soumis à aucune des causes susceptibles de déterminer cette maladie. Elle paraît dépendre alors de la largeur trop considérable de l'anneau, du volume disproportionné des organes digestifs. Peut-être aussi de quelques tiraillements du cordon ombilical, ou même de pressions exercées sur l'abdomen ou sur la base du thorax durant les parturitions difficiles.

Les viscères qui forment l'exomphale congéniale se glissent dans l'ouverture ombilicale, écartent et séparent les vaisseaux du cordon, laissant en haut la veine, en bas ou sur les côtés les artères. La forme de la hernie est celle d'un cône dont la base est appliquée à l'abdomen, et dont le sommet remonte à une hauteur variable sur le cordon. Recouverte, près de la paroi abdominale, et dans une partie de son étendue, par les téguments, elle est opaque; correspondant plus haut à la membrane délicate qui unit les vaisseaux ombilicaux, elle acquiert une sorte de transparence qui permet d'apercevoir, à travers ses enveloppes, les inégalités des parties déplacées. La tumeur est constamment pourvue d'un sac herniaire très-mince, immédiatement appliquée aux téguments. Lorsqu'elle est peu volumineuse, elle ne contient quelquefois qu'une faible partie du calibre de l'intestin; plus développée, au contraire, et compliquée de la faiblesse extrême ou de l'absence de la portion supérieure de la ligne blanche et de l'écartement considérable des muscles droits, on l'a vue constituer une véritable éventration, dans laquelle se trouvaient renfermés la presque totalité de l'estomac, plus de la moitié du foie, la rate, le colon transverse et la plupart des circonvolutions de l'intestin grêle. Il est assez rare de rencontrer l'épiploon dans les exomphales congéniales, à raison du peu d'étendue de cet organe chez le fœtus.

Lorsqu'elles se forment quelques mois après la naissance, les hernies ombilicales présentent à peu près les mêmes dispositions que celles dont il vient d'être question. Les parties déplacées sortent à travers l'anneau, dont les fibres aponévrotiques, trop lentes à se resserrer, ont trop faiblement embrassé les extrémités oblitérées et devenues ligamenteuses des vaisseaux ombilicaux. La formation de la tumeur est encore favorisée par le défaut d'adhérence de ces débris des artères et de la veine ombilicale, soit entre eux, soit avec les bords de l'ouverture qu'ils traversent, soit avec la cicatrice que présentent les téguments abdominaux. Les cris continuels de l'enfant, les efforts réitérés de la toux, sont les causes qui déterminent le plus fréquemment l'apparition de la tumeur ; la distance à laquelle on a pratiqué la ligature sur le cordon ombilical n'exerce aucune influence directe et positive sur son développement, puisque c'est toujours dans le même point, à quelque hauteur que les fils soient placés, que les vaisseaux et les téguments se flétrissent et se séparent des parties vivantes. Les viscères abdominaux s'insinuent, dans la variété de l'exomphale qui nous occupe, entre les cordons ligamenteux qui occupent l'anneau ombilical; ils les éloignent les uns des autres, détachent leurs extrémités de la face interne de la cicatrice cutanée, et donne naissance à une tumeur oblongue recouverte par les téguments, le feuillet mince de l'aponévrose abdominale superficielle et le sac herniaire. Cette hernie est quelquefois inégale dans son contour, à raison de la présence des cordons fibreux formés pas les vaisseaux, et qui, conservant, dans certains cas, quelques adhérences à la peau, dépriment et brident, pour ainsi dire, les côtés du sac.

Après les premières années qui suivent la naissance, et, à plus forte raison chez les sujets adultes, l'ombilic forme le point le plus solide de la ligne blanche. Les bords de l'anneau ombilical se sont fortement resserrés sur les extrémités des cordons fibreux qu'il occupe; un tissu cellulaire dense et aponévrotique unit toutes ces parties, et forme, à l'endroit qu'occupait l'ouverture ombilicale, un tubercule très-résistant, saillant du côté des viscères, et intimement confondu, en dehors, avec la cicatrice de la peau. Un tel appareil oppose à la formation de l'exomphale un obstacle que les organes digestifs ne sauraient presque jamais surmonter. Aussi, les personnes qui, dans l'âge adulte, présentent de véritables hernies ombilicales, y ont-elles été prédisposées, depuis leur enfance, par une faiblesse anormale de l'anneau; et presque toujours elles ont présenté une saillie du nombril, qui était produite par un léger degré de la maladie. Alors la tumeur se forme suivant le même mécanisme que chez les enfants. Mais lorsqu'après plusieurs grossesses, ou à la suite de l'hydropisie ascite, les viscères se portent au dehors à travers la région ombilicale, il est presque certain, d'après les dissections de Sœmmerring de la Palletta, que l'ombilic lui-même est demeuré intact, et que la hernie s'est formée à travers un éraillement de la portion la plus voisine de la ligne blanche. Ces ouvertures accidentelles se forment le plus ordinairement au dessus de l'ombilic, sur l'un des côtés de la veine ombilicale, et sont transversales à la direction de la ligne médiane. Un état plus ou moins profond de débilité dans ces parties, leur distension prolongée ou plusieurs fois réitérée, les efforts violents pour soulever des fardeaux, telles sont les causes prédisposantes et déterminantes de ces hernies. Leurs enveloppes se composent des téguments, des feuillets minces de l'aponévrose abdominale superficielle et du sac herniaire. Les observateurs les plus exacts de l'époque actuelle ont toujours rencontré cette dernière tunique, et il n'est plus permis de méconnaître son existence constante, bien qu'elle n'ait pas été aperçue par quelques-uns des chirurgiens les plus habiles du siècle dernier. Ce qui a pu induire en erreur ces praticiens, c'est que le feuillet péritonéal qui enveloppe les parties déplacées étant incessamment porté vers les téguments, s'en rapproche, et finit par adhérer à leur face interne. Aussi, quoique la présence du sac herniaire soit incontestable, faut-il se conformer au précepte établi par ceux qui ont cru à son absence et ouvrir les exomphales avec les plus grandes précautions, à raison de l'extrême ténuité de leurs enveloppes, lorsqu'elles sont anciennes et volumineuses.

La hernie ombilicale des adultes, lorsqu'elle a acquis un certain degré de développement, forme une tumeur plus large à son sommet qu'à sa base, et qui semble pédiculée. Son axe n'est pas perpendiculaire à l'ouverture abdominale, mais oblique de haut en bas et d'arrière en avant, parce que les organes déplacés tendent toujours à se porter vers les pubis. On trouve ordinairement dans ces hernies une portion du colon transverse et de la partie correspondante de l'épiploon; il est beaucoup plus rare d'y rencontrer l'estomac; les circonvolutions du jéjunum et de l'iléon y ont été observées, et l'on a vu le cœcum lui-même, entraîné par le colon ascendant, y prendre place. En général, lorsque l'intestin grêle fait partie de l'exomphale, il est enveloppé et comme coiffé par l'épiploon, et quand, à l'ouverture de la tumeur, il se présente le premier, il est presque certain que l'épiploon a éprouvé quelque déchirure, à travers laquelle le canal intestinal a passé, et que l'on a vu être la cause de l'étranglement.

L'exomphale détermine plus que les hernies inguinales et crurales des coliques habituelles, du trouble dans l'action de l'estomac et des intestins, et des accidents sympathiques produits par l'irritation de ces organes. Elle peut être facilement distinguée de la saillie de l'ombilic, déterminée soit par l'hydropisie abdominale, soit par le développement d'une tumeur graisseuse au voisinage du nombril. Lorsqu'elle est ancienne, il n'est pas rare de voir la tumeur sillonnée par des vaisseaux variqueux, ou le sac herniaire rempli de sérosité. Enfin les hernies ombilicales, proprement dites, sont immédiatement recouvertes par la cicatrice du nombril qui s'épanouit à leur sommet, tandis que les éventrations très-rapprochées de l'anneau présentent, suivant la remarque de Scarpa, cette même cicatrice déprimée et froncée sur l'une de leurs faces latérales. Dans le premier cas, la tumeur, détruisant les liens qui unissent les extrémités des vaisseaux ombilicaux au nombril, soulève celui-ci et le distend; dans le second, au contraire, ces adhérences demeurant intactes, la pression du nombril doit persister et se trouver du côté où la hernie a repoussé les cordons fibreux qui soutiennent cette cicatrice.

Le traitement de l'exomphale est en général le même que celui des hernies inguinales et crurales; il s'opère de la même manière, et la cure radicale est aussi facile à obtenir. La première indication qui se présente consiste donc à réduire les parties, et la seconde à les maintenir dans l'abdomen jusqu'à ce que l'ouverture qui leur a livré passage soit complètement et solidement fermée, ce qui se fait par l'usage de notre nouveau spécifique dont l'indication se trouve à l'article général du traitement de ces différentes espèces de maladies. Il est facile d'opérer la réduction de l'exomphale, même sur les enfants nouveau-nés, en pressant la tumeur dans une direction perpendiculaire à l'ombilic; on est assuré que tout est rentré, lorsqu'en comprimant les parois du sac, ou la base du cordon ombilical, on n'y rencontre plus aucune trace de partie étrangère.

Il ne faut rien négliger pour faire rentrer et pour maintenir réduites les exomphales congéniales très-volumineuses, à raison de la mortification qui doit s'emparer de la portion de leur enveloppe fournie par la tunique du cordon, et dont l'inévitable résultat serait la dénudation du sac avec des accidents inflammatoires fort graves.

Lorsque les exomphales sont étranglées, ce qui

est heureusement fort rare, elles donnent lieu à des phénomènes très-graves, à raison du voisinage de l'estomac; la gangrène s'y manifeste plus rapidement que dans la plupart des autres hernies. Il faut donc se décider plus promptement à opérer. Cette opération est fort simple : elle consiste à faire sur la tumeur une incision longitudinale, ou mieux encore un ⊥ renversé. Les parties étant mises à découvert, le débridement doit être dirigé en haut et à gauche, afin de ne pas affaiblir la partie inférieure du ventre, et d'éviter la veine ombilicale que l'on a vue quelquefois admettre le sang jusqu'à son extrémité. Si l'épiploon était déchiré par les intestins, il faudrait dégager ceux-ci de cette ouverture, en l'incisant s'il en était besoin. Lorsque l'on trouve dans la tumeur un paquet considérable d'épiploon, il est vraisemblable que ce paquet renferme une anse intestinale qui peut avoir contracté des adhérences avec son enveloppe immédiate. On doit alors inciser l'épiploon avec précaution, découvrir l'intestin, le faire rentrer, et débrider même, si l'on éprouve quelque difficulté, le collet du sac épiploïque. Cooper a vu l'intestin se trouver étranglé, dans une exomphale, par les bords d'une déchirure faite au sac herniaire; si ce cas se présentait de nouveau, il faudrait débrider l'ouverture accidentelle avant de porter l'instrument sur l'anneau ombilical. Enfin, dans le cas de tumeur très-volumineuse, il faudrait se borner, comme dans ceux d'éventrations considérables, à découvrir la partie supérieure de l'ouverture abdominale et à la débrider, sans toucher au sac herniaire. La plaie des téguments serait ensuite réunie par première intention, et l'on procéderait enfin à la réduction immédiate ou graduée de la tumeur.

## DE LA HERNIE DE L'ESTOMAC.

Les hernies de l'estomac sont rares et quelquefois fort difficiles à découvrir. Lorsque ce viscère est sorti à travers une plaie de l'abdomen, il forme une tumeur lisse, rougeâtre, contenant des gaz, et qu'il faut réduire à l'aide des doigts indicateurs des deux mains, qui pressent alternativement et font rentrer par gradation ses diverses parties. Il faut avoir l'attention, après cette opération, de s'assurer que les parois gastriques sont effectivement réduites : il arrive quelquefois que les membranes flasques et molles du ventricule se glissent entre les différentes couches musculaires, et que les accidents continuent. Si l'ouverture qui a donné issue à l'estomac n'était pas assez étendue pour permettre la rentrée de la portion herniée, il serait indispensable de l'agrandir en incisant son côté supérieur, et d'opérer ainsi un véritable débridement. Une sonde cannelée et un bistouri droit ordinaire, ou un bistouri boutonné, servent à cette opération, qui est simple, facile à exécuter, et après laquelle on parvient facilement à réduire les parties.

Les hernies de l'estomac qui ont lieu à la suite d'efforts violents se manifestent presque toujours le long de la partie supérieure de la ligne blanche ou sur les côtés de l'appendice xyphoïde. Elles sortent à travers des éraillements plus ou moins étendus de l'entrecroissement aponévrotique qui sépare les deux muscles droits. Les plaies abdominales donnent quelquefois lieu aussi à des hernies du ventricule, qui peuvent alors se manifester dans tous les points de la région épigastrique, et qui sont ordinairement dépourvues d'enveloppe péritonéale, tandis que les autres présentent un sac herniaire formé par la membrane séreuse de l'abdomen. Les hernies de l'estomac forment des tumeurs peu volumineuses, molles, flasques, aplaties, indolentes. Elles n'excitent qu'à peine l'attention des malades, mais elles occasionnent presque toujours des douleurs habituelles à l'estomac, un trouble permanent de la digestion, et d'autres accidents, dépendants d'une irritation du ventricule, dont la véritable cause a souvent été méconnue. Une exploration attentive de la région épigastrique peut seule faire connaître ces tumeurs, qui ne forment, chez certains individus, qu'une saillie presque imperceptible. Il suffit ordinairement, pour les réduire, de presser sur elles dans une direction perpendiculaire à l'ouverture qui leur a livré passage. Mais quoique on ait eu l'attention de relâcher, par une situation convenable du sujet, la paroi abdominale, il arrive quelquefois que les tuniques de l'estomac s'étendent au devant de la solution de continuité qu'elles ont franchie, et ne rentrent pas. Il faut alors saisir la hernie avec l'extrémité des trois premiers doigts de la main droite, et la comprimer latéralement, en même temps qu'on la refoule en dedans. La réduction étant opérée, on devra appliquer, sur l'ouverture qui a donné issue à la tumeur, un brayer propre à cette maladie, ensuite lui conseiller l'usage du moyen qui est le sujet de notre travail et le fruit de nos recherches laborieuses.

Lorsque les hernies de l'estomac sont étranglées, ce qui est rare, la constriction des parties n'est presque jamais considérable. On parvient assez fréquemment, sinon à les réduire immédiatement, du moins à modérer les phénomènes de l'irritation gastrique qu'elles occasionnent, au moyen, d'abord, de l'application réitérée du cataplasme indiqué à l'ordre général du traitement. Lorsque la tumeur a perdu son excessive sensibilité, on réitère les efforts du taxis. Mais si les accidents persistaient, et que le traitement propre à faciliter le taxis demeurât sans efficacité, il faudrait inciser les téguments avec précaution, ouvrir le sac herniaire si la tumeur en était pourvue, et après avoir découvert les parties, débrider l'ouverture qui les étrangle comme on le ferait à la suite d'une plaie abdominale avec issue d'une portion de l'estomac. La solution de continuité doit être ensuite pansée comme une plaie simple de l'abdomen.

## HYSTÉROPTOSE OU CHUTE DE LA MATRICE.

Nous réunissons sous cette dénomination deux maladies distinctes, mais qui ont entre elles la plus grande analogie; ce sont : la chute de la matrice et le renversement de cet organe.

Suivant plusieurs écrivains, et entr'autres Astruc et Sabatier, la chute de la matrice peut présenter trois degrés. Dans le premier, que l'on a désigné sous le nom de relâchement, l'utérus est seulement placé un peu au dessous de sa situation normale; le second, qui a été nommé descente ou prolapsus incomplet, est caractérisé par la présence du col au fond du bassin et à l'orifice vaginal; le troisième enfin, ou la précipitation de la matrice, consiste dans la sortie plus ou moins complète de cet organe hors des parties génitales externes. Mais cette classification, ainsi que toutes celles que l'on a établies sur le même principe, sont inutiles; car la matrice, en se portant en bas, peut présenter des degrés infinis d'abaissement qu'il est impossible de signaler, de décrire, et qui déterminent des accidents indentiques.

La matrice est maintenue dans sa situation, non-seulement par les replis péritonéaux qui forment ce que l'on appelle ses ligaments larges, ou par les cordons cylindroïdes qui constituent ses ligaments ronds, mais encore par l'ensemble du tissu cellulaire qui l'environne et par la portion du péritoine qui, du rectum et de la vessie, se porte sur elle. Or, une maigreur subite, une largeur considérable dans l'excavation et dans le détroit inférieur du bassin, les hydropisies, les grossesses réitérées, les flux leucorrhoïques prolongés et les autres affections du même genre, en détruisant la cohésion et la fermeté de ce tissu, privent la matrice de tout support et la disposent à descendre plus ou moins bas. Des efforts violents, des chutes sur les genoux ou les fesses, et très-communément chez les chanteuses les contractions longtemps soutenues et fréquemment réitérées du diaphragme, sont autant de causes occasionnelles de la chute de ce viscère. L'expérience nous a démontré que cette maladie est très-fréquente chez les femmes qui ont fait un ou plusieurs enfants. On conçoit aisément qu'une telle affection doit être plus rare chez les femmes qui n'ont point eu d'enfants, et surtout chez les vierges, que chez les autres sujets. Cependant on trouve dans Mauriceau, Saviard, Levret, Monro et plusieurs autres, des exemples de chutes de la matrice chez de très-jeunes filles. Presque toujours les polypes utérins, quel que soit le lieu de leur implantation, déterminent l'abaissement de l'organe qui leur donne naissance; mais alors la chute est accidentelle.

Les accidents que détermine la descente de l'utérus sont très-variés. Les uns dépendent immédiatement du changement survenu dans la situation et dans les rapports des parties, les autres ont leur source dans les sympathies qui unissent l'organe affecté aux principaux viscères. Des tiraillements considérables aux aines et aux cuisses, des douleurs dans les lombes, un sentiment général de fatigue, et la sensation d'un corps volumineux qui fait effort pour franchir la vulve, tels sont les phénomènes locaux de la chute incomplète de la matrice. Cet organe comprimant le rectum et l'urètre, des empreintes, une difficulté plus ou moins grande d'uriner, sont encore l'effet de son déplacement. A mesure que celui-ci devient plus considérable, les phénomènes dont il s'agit acquièrent plus d'intensité. Ils augmentent par une station prolongée, et diminuent par la position horizontale. Il est des malades qui ne peuvent expulser les matières stercorales et l'urine qu'après s'être étendues sur le dos et avoir reporté la matrice en haut avec un ou deux doigts introduits dans le vagin. Une irritation plus ou moins vive de la membrane muqueuse du vagin est fréquemment la suite de ces incommodités, et détermine presque toujours un flux leucorrhoïque dont la source est quelquefois difficile à découvrir.

En descendant, la matrice entraîne avec elle la partie supérieure du vagin, qui se replie sur la portion voisine du col. Les trompes et les ligaments ronds prennent une direction verticale ; la paroi postérieure de la vessie et la paroi antérieure du rectum sont entraînées au centre de l'excavation. On trouve assez souvent, dans la simple relaxation de la matrice, le col de cet organe allongé, incliné vers l'un des côtés du bassin, et appuyé sur le coccyx et sur l'un des ligaments sacro-ischiatiques. Lorsque la sortie de l'utérus est complète, on observe entre les cuisses de la femme une tumeur volumineuse que tapisse le vagin renversé, et à la partie inférieure de laquelle se trouve le col utérin. L'urètre a pris une situation horizontale; la vessie, descendue en arrière, occupe la place que la matrice a quittée, et l'urine est souvent dirigée en avant, ou même en haut vers le ventre de la malade. Soumise au contact de l'air, froissée par les cuisses, inondée d'urine et quelquefois salie par les matières fécales, la membrane interne du vagin renversée et formant le sac dans lequel la matrice est contenue, acquiert quelquefois la densité et la blancheur des téguments, tandis que chez d'autres malades elle s'enflamme, s'ulcère, et dans certains cas se recouvre d'escarres gangréneuses.

Un fait clinique fort important, et dont l'observation démontre chaque jour de plus en plus l'exactitude, c'est que, si les accidents locaux produits par la descente de la matrice peuvent ne point exister lorsque ce déplacement n'est pas considérable, ou peuvent se dissiper par l'habitude quand il est ancien, les accidents sympathiques déterminés par la même cause se manifestent très-souvent alors, et constituent les seuls phénomènes appréciables de la maladie. Désormeaux établit, d'après Astruc, que le premier degré de la chute de la matrice est exempt d'incommodités; cette assertion, contredite par l'expérience, est la source des plus funestes erreurs dans la pratique. Verdier a plusieurs fois observé, et nous avons remarqué aussi que des femmes, et surtout des chanteuses, sont fréquemment atteintes de toux sèches, continuelles, accompagnées de l'impossibilité de pousser des sons aigus et prolongés, d'amaigrissement et d'autres accidents qui pourraient faire croire à l'existence d'une affection idiopathique des organes de la respiration, sans que ces phénomènes dépendent d'autre chose que d'un relâchement et d'un commencement de descente de la matrice, qui ne détermine presqu'aucun symptôme local. Des coliques répétées, des tiraillements d'estomac, des faiblesses continuelles, des troubles divers dans l'action digestive, constituent encore des accidents sympathiques fort communs dans les cas de descente même peu considérable de la matrice, et simulent quelquefois parfaitement des gastrites ou des entérites chroniques. L'hystéroptose est si fréquente, et les erreurs du diagnostic sont alors si dangereuses, que nous n'hésitons pas à conseiller, toutes les fois que des symptômes du genre de ceux qui viennent d'être indiqués surviennent sans cause connue chez des femmes irritables, d'explorer les parties génitales, et de s'assurer positivement de la situation de l'utérus.

Le diagnostic des chutes de cet organe est quelquefois assez difficile à établir, parce que la hauteur à laquelle il est situé variant suivant les sujets, on ne saurait décider chez certaines personnes où le déplacement est peu prononcé, si ce déplacement existe réellement, ou si la matrice a conservé sa situation normale. Les circonstances commémoratives et la nature des accidents éprouvés par la malade peuvent seules éclairer le praticien. Dans les cas douteux, il n'y a aucun inconvénient à employer le traitement usité contre les relaxations de l'utérus. On distinguera toujours à la forme, à la présence de l'orifice utérin, la tumeur formée par la matrice descendue des productions fibreuses ou autres qui pourraient déterminer des effets analogues. Enfin, la chute incomplète de l'utérus diffère de l'allongement du col de cet organe, en ce que la tumeur est, dans le premier cas, plus arrondie, et qu'elle remonte spontanément, ou par le plus léger effort, pendant que le sujet est horizontalement situé, tandis que dans l'autre la tumeur est conoïde et immobile au milieu du bassin. En général, on évite sûrement toutes les erreurs en touchant la malade tantôt debout, tantôt couchée, et toujours lorsque, le rectum et la vessie étant vides, la matrice peut aisément obéir à son propre poids, et changer de situation suivant l'attitude que prend le corps.

La chute incomplète de la matrice n'est point un obstacle à la conception; mais cet organe se porte ordinairement en haut et se maintient réduit, lorsqu'il est devenu assez volumineux pour se soutenir au dessus du détroit abdominal. Quelquefois cependant il reste en partie dans l'excavation, et le limbe inférieur fait saillie dans la vulve, durant les efforts de la parturition. Dans d'autres cas plus rares, la matrice, quoique remplie par le produit de la conception, reste au dehors, soit que la chute existât avant l'imprégnation, soit qu'elle n'ait eu lieu qu'après. Des exemples de l'un et de l'autre genre se trouvent cités par Van-Leuwen, Saviard, Loder et Chopart. Enfin, suivant P. Portal, Giraud et quelques autres, l'utérus peut, à l'époque de l'accouchement, franchir tout entier l'excavation pelvienne, et former entre les cuisses de la malade une tumeur semblable à un ballon. Quoique cette hystéroptose puisse paraître difficile à concevoir, et que, suivant la remarque de Levret, la tête du fœtus encore enveloppée de la matrice ait ordinairement franchi seule l'excavation pelvienne, les cas de chute complète dans ces circonstances paraissent trop bien constatés pour qu'il soit permis d'élever des doutes sur leur existence.

Le traitement de l'hystéroptose ou chute de la matrice est le même que celui des autres espèces de hernies dont nous avons parlé; il consiste d'abord à replacer la matrice dans sa situation normale et à la maintenir réduite jusqu'à sa parfaite guérison. Lorsque les parties sont rentrées, il faut introduire dans le vagin un pessaire bien fait en gomme élastique. Il faut que la grandeur du pessaire soit bien proportionnée, de manière qu'il ne laisse aucunement retomber les parties rentrées; ensuite faire usage de notre nouveau procédé indiqué à l'ordre général du traitement. La malade doit garder le pessaire pendant toute la consommation du remède, et même quelque temps après, c'est-à-dire, jusqu'à parfaite guérison, ensuite elle peut le quitter pour toujours. Nous recommandons aussi à la malade de s'éloigner de l'action du coït pendant le cours du traitement de sa maladie.

Il suffit, pour opérer la réduction des parties sorties, de faire coucher la femme sur le dos, le bassin légèrement élevé, les cuisses fléchies sur l'abdomen, et de porter doucement la matrice en haut avec un ou deux doigts introduits dans le vagin. Quand la chute est considérable et qu'elle offre quelque difficulté à rentrer, il faut faire usage du cataplasme indiqué à l'ordre du traitement. S'il existait des escarres gangréneuses étendues, on devrait attendre leur chute pour faire rentrer les parties. Une exquise propreté doit préserver la tumeur du contact de l'urine, des matières fécales et de tous les objets susceptibles d'entretenir ou d'accroître son irritation et son gonflement.

Dans le renversement partiel ou incomplet, on trouve que le col utérin est occupé par une tumeur hémisphérique plus ou moins volumineuse, suivant que le placenta y est encore attaché ou non, et qui se prolonge à travers l'ouverture de la matrice; un bourrelet circulaire, d'une épaisseur variable, et formé par le col, entoure la base de cette tumeur. Dans le renversement complet, et lorsque l'utérus remplit encore le petit bassin, le vagin est occupé par une tumeur conoïde, dont la base est en bas et le sommet en haut. Quoique l'on sente fort bien, à travers la région hypogastrique, le globe utérin formé par la matrice renversée, cependant, chez les femmes maigres, on distingue assez facilement le bourrelet formé au sommet de ce globe par le col proéminent de l'organe. Si le renversement est compliqué d'un prolapsus complet, la cavité pelvienne est entièrement vide; la matrice ne peut être sentie au dessus du pubis. A l'extérieur, on trouve une tumeur pyriforme, rougeâtre, inégale, fongueuse, susceptible de saigner au moindre attouchement, et qui présente à son sommet un bourrelet saillant formé par le col. Le vagin retourné constitue une sorte de tube ou de pédicule qui semble servir à l'implantation de la tumeur.

La maladie qui nous occupe est constamment accompagnée d'accidents d'autant plus graves, que le déplacement est porté plus loin. De toute la surface de l'utérus, et surtout des endroits où le placenta se trouvait attaché, surgit une quantité de sang proportionnée au degré d'inertie de l'organe, et quelquefois assez abondante pour faire promptement périr le sujet. Des tiraillements insupportables aux lombes et à l'estomac, un sentiment de distension dans l'intérieur du bassin accompagnent ordinairement cette variété de l'hystéroptose. Le renversement complet, quand il est brusquement opéré, détermine des douleurs déchirantes ; il semble à la malade qu'on lui arrache les viscères, et l'on voit se succéder des convulsions et des syncopes effrayantes par leur durée et leurs récidives. Lorsque, dans le renversement incomplet, la partie de la matrice qui a franchi le col se trouve comprimée par lui, elle s'enflamme, s'étrangle, se durcit et quelquefois se gangrène. Une fièvre violente, des douleurs atroces, des mouvements convulsifs, et surtout une péritonite aiguë, sont la conséquence d'une telle complication, et entraînent fréquemment la mort du sujet. Le simple abaissement du fond de l'utérus survient avec tant de facilité, il est si commun, il donne lieu à une hémorragie si grave et si rebelle, que toutes les fois qu'un écoulement sanguin abondant se manifeste après la parturition, il faut recourir au toucher, afin de reconnaître exactement la disposition de l'organe. Chez les femmes qui résistent aux accidents primitifs de la maladie, on voit la matrice, s'habituant à sa situation nouvelle, acquérir une assez grande densité, se recouvrir d'une sorte d'épiderme, et donner lieu tantôt à des hémorragies habituelles, tantôt seulement à l'écoulement des menstrues qui pleuvent de sa surface, et presque toujours à un flux leucorrhoïque abondant. Parvenu à ce degré, le renversement ne produit d'autres accidents que ceux qui accompagnent la précipitation simple et déjà ancienne de l'utérus.

Il est facile de reconnaître l'abaissement du fond de la matrice ; mais on peut quelquefois confondre la tumeur formée par son renversement incomplet ou total avec celle que produit un polype qui aurait franchi soit le col, soit les parties génitales externes. Cependant les circonstances commémoratives sont alors d'un grand secours pour éclairer le diagnostic. L'insensibilité des polypes contraste tellement avec la sensibilité de l'utérus, que ce caractère suffit presque pour ne pas permettre de confondre long-temps ces deux affections. Le pédicule d'un polype qui a franchi le vagin est toujours plus grêle, plus solide et plus fibreux que le tube vaginal qui soutient la matrice renversée. La sortie des tumeurs polypeuses les plus considérables n'entraîne pas de dérangement dans la situation de la vessie, et le doigt ou la sonde peut être introduit à une grande hauteur entre elles et le col qui les embrasse ; le contraire a lieu dans les déplacements utérins. Ces maladies sont plus difficiles à distinguer lorsque le renversement complet est ancien, que la matrice a repris son volume normal, et que, rentrant en partie dans son col, ainsi que l'a observé Baudelocque, elle pèse moins sur le périnée et diminue de longueur. Toutefois les signes indiqués plus haut suffisent encore, si l'on examine les parties avec attention, pour faire sûrement reconnaître le renversement. Enfin, les polypes volumineux, implantés au fond de l'utérus, entraînent assez fréquemment au dehors la plus grande partie ou la totalité de cet organe, lorsqu'ils franchissent le col à la suite de violents efforts d'expulsion. Alors on trouve deux tumeurs, séparées par le pédicule du polype, et la nature de la maladie est bientôt dévoilée.

Il convient en général de réduire la matrice aussitôt que l'on a reconnu son renversement. Cette opération n'offre pas de grandes difficultés lorsque le fond de l'organe à seul franchi le col. Pour l'obtenir, la femme étant située comme il a été dit précédemment, le chirurgien saisit la tumeur avec les doigts de la main droite convenablement graissés et distribués autour de son pédicule. Procédant ensuite comme s'il voulait réduire une hernie, il repousse d'abord les parties qui sont sorties les dernières, et termine en faisant rentrer le sommet de la tumeur. La même manœuvre convient dans un cas de renversement complet. Cependant quelques personnes donnent alors le conseil d'embrasser avec la main la partie la plus saillante de la tumeur, et de la repousser pour ainsi dire en bloc à travers le col; mais ce procédé présente souvent de grandes difficultés. Les parties étant replacées, il faut laisser la main dans la matrice jusqu'à ce que les contractions de cet organe aient réduit son volume assez pour rendre impossible un déplacement ultérieur. Les accidents s'apaisent aussitôt, l'hémorragie s'arrête, et tout rentre dans l'ordre normal.

### ÉPIPLOCÈLE.

Nous appelons épiplocèle la hernie qui est formée par l'épiploon. L'épiplocèle est moins fréquente que la hernie intestinale ; elle affecte plutôt les adultes que les enfants, dont l'épiploon est développé et peu chargé de graisse ; elle survient aussi plus facilement aux ouvertures inguinale et crurale du côté gauche qu'à celles du côté opposé. Heister et Richerand ont, comme nous, observé des sujets qui portaient une épiplocèle inguinale de chaque côté. Arnaud a rencontré l'épiploon en même temps dans une hernie inguinale et dans une hernie crurale du même côté; enfin, l'on trouve presque toujours une portion du même organe dans les hernies ombilicales et dans les éventrations.

L'épiplocèle, ordinairement moins volumineuse que l'entérocèle, présente une tumeur molle, pâteuse, inégale au toucher, dépourvue de rénitence et d'élasticité, et qui diminue, lorsqu'elle est réductible, par la situation horizontale du sujet, ainsi que par le renversement du tronc en arrière. Si l'on exerce sur elle des efforts de réduction, elle cède graduellement, mais avec peine, et il faut agir jusque sur ses dernières portions pour la faire entièrement disparaître. Jamais le malade n'y éprouve de gargouillement ou d'engouement; elle détermine le plus ordinairement, lorsque le sujet se redresse brusquement, ou quand l'estomac se remplit, de vives douleurs à l'épigastre et des vomissements. On a vu l'épiplocèle, même peu volumineuse, provoquer des tiraillements habituels à l'estomac, des coliques réitérées, et un trouble permanent dans la digestion. Ces phénomènes sont généralement plus marqués durant les premiers temps de la maladie qu'à une époque plus avancée, parce que les parties tiraillées s'accommodent insensiblement à leur nouvel état, et que l'épiploon lui-même semble s'allonger.

Le diagnostic de l'épiplocèle est quelquefois assez difficile à établir. La tumeur présente, chez certains sujets, une forme allongée et des nodosités à sa surface analogues au cirsocèle. Dans d'autres cas, supporté par un pédicule étroit, son sommet renflé et globuleux a pu être pris, soit pour un testicule surnuméraire, soit pour un engorgement chronique du cordon, soit enfin pour une hydrocèle enkystée de cet organe. Arnaud, Pipelet et Callisen ont vu des épiplocèles inguinales très-petites être prises pour des ganglions tuméfiés. Parvenu au fond du scrotum, l'épiploon s'est quelquefois épanoui sur le testicule, de manière à l'envelopper, à doubler son volume, et à ne pouvoir en être distingué qu'avec beaucoup de peine. Les engorgements squirreux et tuberculeux, ainsi que les hydatides, qui peuvent se développer dans la portion déplacée de l'épiploon, ajoutent souvent encore à la difficulté du diagnostic; enfin, les cirsocèles, les varices du scrotum, la tuméfaction du testicule et l'hydrocèle, qui compliquent assez fréquemment les épiplocèles anciennes, et qui sont déterminées par la gêne que la hernie apporte dans la circulation des parties qui l'environnent, empêchent, dans certains cas, d'en reconnaître l'existence. Cependant on parvient à surmonter toutes ces difficultés, en analysant avec attention les derniers phénomènes que présente la maladie, en se faisant rendre un compte exact de ses causes, ainsi que de la manière dont elle s'est accrue, et en remontant ainsi jusqu'aux éléments qui la composent.

Il est rare que l'épiploon, après avoir franchi l'enceinte de l'abdomen, conserve sa forme et sa texture primitives. Son volume et sa densité augmentent ordinairement, de manière à former en peu de temps des masses pesant une livre et plus. Chez quelques sujets, cet organe est devenu cartilagineux et même osseux, ainsi que Marjolin en a observé un exemple.

Aussi l'épiplocèle est-elle plus souvent irréductible que l'entérocèle; car, indépendamment de ces altérations qui empêchent la tumeur de rentrer, celle-ci est encore fréquemment retenue au dehors par les adhérences que l'épiploon contracte très-facilement avec le collet ou avec le fond du sac herniaire.

Lorsqu'elle est réductible, il est important de faire rentrer l'épiplocèle sans délai, et de la contenir au moyen d'un bandage approprié à la partie qui en est le siége, ensuite faire usage du spécifique indiqué à l'ordre du traitement. Quand la hernie offre des difficultés pour rentrer, il faut faire usage du cataplasme indiqué à l'ordre du traitement. Si l'on ne peut parvenir à faire rentrer la tumeur, il faut, ou appliquer sur elle un bandage à pelote concave, ou se borner à la soutenir avec un suspensoir bien fait, afin de borner son accroissement et de prévenir ou de combattre les accidents qu'elle occasionne.

Moins fréquent que celui de l'entérocèle, l'étranglement de la hernie épiploïque détermine des phénomènes semblables à ceux des inflammations abdominales aiguës. La tumeur se gonfle, devient douloureuse, tendue et rénitente; l'abdomen se tuméfie; il ne peut supporter la plus légère pression; des coliques violentes se succèdent avec plus ou moins de rapidité. Le pouls est accéléré, mais petit, et moins serré que quand la tumeur est formée par l'intestin. Le sujet a le visage altéré; la douleur abdominale l'oblige de rester courbé en avant; quelquefois les membres deviennent froids, des convulsions les agitent, et la mort survient. Les vomissements ne sont pas accompagnés, dans l'épiplocèle étranglée, d'une constipation très-opiniâtre; ils ne consistent que dans l'expulsion de liquides muqueux et bilieux, parmi lesquels il est excessivement rare de rencontrer des traces de matières stercorales. Sous ce rapport, il n'est pas exact de dire, avec Richerand, que tous les étranglements des viscères abdominaux produisent des phénomènes identiques. Au reste, presque toujours moins dangereux, moins rapide dans sa marche, et susceptible d'être combattu pendant plus long-temps avant de nécessiter l'opération, l'étranglement de l'épiplocèle réclame le même traitement que celui de la hernie intestinale. Il faut bien se garder de donner au malade, soit en potion, soit en lavements, des purgatifs ou autres substances irritantes du canal digestif, qui seraient alors, non-seulement inutiles, mais nuisibles.

Lorsqu'il faut absolument recourir à l'opération, les téguments, le sac herniaire et l'ouverture qui comprime les parties doivent être incisés comme s'il s'agissait de toute autre hernie. Il est important ensuite de saisir l'épiploon, de le déployer et d'en examiner toutes les parties, afin de s'assurer qu'il n'existe aucune portion d'intestin dans la tumeur. On a vu quelquefois cet organe être étranglé par l'épiploon, et sa compression persister après la réduction. Chez d'autres sujets, l'instrument tranchant devant être porté sur l'épiploon, on s'exposerait, en négligeant le précepte que nous venons d'établir, à diviser l'intestin, et à provoquer ainsi les accidents les plus graves.

Si l'épiploon est libre et sain, il convient, le débridement étant opéré, de le faire rentrer sans délai dans l'abdomen. Cette conduite serait encore la plus rationnelle, dans le cas où la masse épiploïque serait plus ou moins enflammée : la douce chaleur et l'humidité du ventre sont les moyens les plus efficaces d'en apaiser l'irritation. Si d'ailleurs elle suppurait, la matière fournie par elle s'écoulerait facilement par l'ouverture qui lui a livré passage, et dont elle ne saurait de beaucoup s'écarter. Les adhérences légères et récentes que l'épiploon pourrait avoir contractées avec le sac herniaire, doivent être déchirées avec le doigt, et ne contre-indiquent pas une prompte réduction. Mais lorsque cet organe ne forme plus qu'une masse compacte, unie par des productions anciennes et multipliées aux parties voisines et au contour de l'ouverture abdominale, il est prudent de le laisser au dehors, et de panser la plaie. Il ne serait indiqué de détruire ces adhérences que si elles étaient rares et formées par des filaments celluleux allongés et faciles à couper avec des ciseaux, ou si ces mêmes adhérences étaient la cause de l'étranglement d'une portion d'intestin. La méthode que nous conseillons est également avantageuse lorsque l'épiplocèle étant ancienne et très-volumineuse, la partie qui est au dehors ne saurait rentrer sans nécessiter des débridements trop étendus, ou sans comprimer et irriter outre mesure les organes abdominaux au milieu desquels on la repousserait. Lafaye, Garengeot et Richerand veulent que l'on détache alors la masse épiploïque, et qu'après l'avoir liée à sa base, on en fasse la réduction. Nous démontrerons plus bas que cette opération doit être rejetée. Les inconvénients n'en sont pas entièremeut détruits par le procédé de Scarpa, qui recommande d'envelopper l'épiploon isolé dans un linge enduit de styrax, afin de prévenir la formation d'adhérences nouvelles entre lui et le fond de la plaie, et d'attendre, pour le lier et pour le retrancher, que, vers le douzième jour, il fournisse une abondante suppuration, et soit recouvert de bourgeons charnus. L'emploi des narcotiques, conseillé par Celse, afin de détruire la tumeur épiploïque, est depuis longtemps proscrit. Enfin, l'expérience a prouvé que l'épiploon laissé au dehors, après la levée de l'étranglement, rentre graduellement dans la cavité abdominale, à mesure que l'amaigrissement du sujet a lieu, et que ce qui reste au dehors, atténué et fondu par la suppuration, se recouvre de bourgeons celluleux et vasculaires qui concourent à la formation de la cicatrice.

La résection dont nous venons de parler est positivement indiquée, soit dans le cas d'engorgement squirreux ou tuberculeux de l'épiploon, soit dans ceux où la gangrène s'est emparée de cet organe. Cette mortification est facile à reconnaître à la teinte violette et livide de la partie, à son insensibilité, à la cessation de la circulation dans son tissu, enfin, à sa conversion en une substance presque homogène, et dont toute apparence d'organisation est détruite. On a conseillé alors de placer d'abord une ligature à la base de la masse épiploïque, et de porter ensuite l'instrument au dessous du lien, de manière à n'avoir aucune hémorragie à redouter. Mais cet accident est moins fréquent qu'on ne l'a supposé : Sharp et Pott ne l'ont jamais observé, bien qu'ils ne fissent jamais de ligature préalable à l'épiploon. Quand la tumeur épiploïque est très-considérable, il est facile de lier séparément ceux de ses vaisseaux dont la division produit un écoulement sanguin abondant. La ligature en masse de l'épiploon est toujours dangereuse ; on ne doit la pratiquer que dans les cas très-rares où l'organe contient un si grand nombre d'artères considérables, que leur ligature isolée serait longue, difficile ou même impossible. Elle reproduit assez fréquemment les accidents qui avaient forcé d'opérer. Verdier, Pipelet, Louis, Pouteau, Pott, Acrel, Richter, B. Bell, Chopart, Desault, Scarpa, Lawrence, la proscrivent; la mort a été plusieurs fois le résultat de son application ; ce n'est pas sans étonnement que l'on voit Richerand la conseiller encore, et prétendre qu'elle est sans danger. Il est évident, en effet, qu'il ne faut pas, après avoir levé un étranglement qui occasionnait des symptômes très-graves, lui substituer un nouvel étranglement beaucoup plus serré. On dit qu'alors il est possible de couper la ligature aussitôt qu'il se manifeste des accidents ; mais cette section des fils est impossible dès le second jour, quand on a réduit l'épiploon lié, à raison des nouvelles adhérences que cet organe a contractées dans l'abdomen; la même opération est fort difficile à cette époque, lorsque les parties sont restées au dehors, parce que les fils se trouvent, pour ainsi dire, ensevelis au milieu du gonflement inflammatoire qu'ils ont provoqué. Pourquoi d'ailleurs exposer, sans nécessité, le malade à des douleurs vives, à des accidents graves, et la plaie à des manœuvres qui l'irritent et accroisseut l'inflammation dont elle est le siége? Il convient donc, toutes les fois que la résection de l'épiploon est rendue indispensable par la squirrosité de cet organe, de porter l'instrument tranchant vers son pédicule, et d'attendre, pour le réduire, que le léger suintement sanguin qui se manifeste soit arrêté. Une ou plusieurs ligatures doivent être appliquées sur les vaisseaux trop volumineux. Dans le cas de gangrène, il est prudent de ne couper, suivant le conseil de Richter, de Sabatier et des chirurgiens les plus illustres, que dans la partie morte, près du cercle inflammatoire qui l'entoure. Des adhérences plus ou moins solides naissent presque toujours alors; l'épiploon est vivement enflammé au contour de l'ouverture abdominale, et il n'est besoin de rien faire pour retenir son extrémité au dehors. Les faibles restes de portions gangrenées que l'on a laissés dans la plaie se détachent, et la guérison marche sans entrave. Lors même qu'après avoir suivi le procédé que nous adoptons, l'épiploon remonterait dans l'abdomen, la suppuration qui détache l'escarre s'écoulerait aussi bien par l'ouverture du sac herniaire, que celle qui précéderait et qui suivrait la chute de la ligature et de la portion qu'elle embrasse, si l'on avait cru devoir faire usage de ce moyen.

Une règle générale, dans l'opération de la hernie qui nous occupe, est qu'il faut toujours chercher à faire rentrer l'épiploon dans l'abdomen, afin de prévenir les accidents qui résulteraient de son adhérence près de la plaie et du tiraillement de l'estomac. Mais cette indication est subordonnée à celle de ne jamais détruire les liens celluleux qui attachent l'organe au contour de l'ouverture qui lui a livré passage. Enfin, pendant toute la cure de la plaie, il faut que le sujet s'habitue à se tenir très-droit, et souvent même renversé en arrière, dans l'intention d'empêcher que l'épiploon ne se fixe trop bas, et que, par la suite, il ne fasse éprouver de vives douleurs, et ne force le tronc à rester incliné en avant.

## DIFFÉRENCES DES HERNIES.

Comme certaines parties contenues du bas-ventre peuvent, en se déplaçant, former une hernie dans tous les endroits de la circonférence de cette capacité, on a donné différents noms aux hernies, selon les endroits par où les parties s'échappent et le lieu où la tumeur se manifeste.

Les hernies qui sont situées à la région antérieure ou à la région postérieure de l'abdomen, depuis les fausses-côtes jusqu'à l'ombilic, et depuis l'ombilic jusqu'aux os des îles, s'appellent en général hernies ventrales.

Celles qui sont à l'ombilic, soit que les parties aient passé par cette ouverture, soit qu'elles se soient fait une issue à côté, s'appellent hernies ombilicales ou exomphales.

Celles qui se manifestent dans le pli de l'aine, parce que les parties ont passé par l'anneau de l'oblique externe, s'appellent bubonocèles, hernies inguinales ou incomplètes. Si les parties qui forment la tumeur dans le pli de l'aine descendent aux hommes jusque dans le scrotum, et aux femmes jusque dans les grandes lèvres, la hernie s'appelle complète. Celles des hommes s'appellent aussi oschéocèle.

Les hernies qui paraissent au pli de la cuisse, le long des vaisseaux cruraux, parce que les parties ont passé par-dessous le ligament de Fallope, s'appellent hernies crurales.

Enfin celles qui se manifestent au dessous du pubis, proche des attaches des muscles triceps supérieurs et pectineus, s'appellent hernies du trou ovalaire, parce que les parties ont passé par cette ouverture.

On donne encore aux hernies quelques noms particuliers, par rapport aux parties qui les forment.

Celles qui se manifestent à la ligne blanche ou proche la ligne blanche, au dessous du cartilage xiphoïde, ou au dessous des fausses-côtes du côté gauche, et qui sont formées par l'estomac, s'appellent hernies de l'estomac.

On appelle épiplo-entérocèle la hernie qui renferme une portion de l'épiploon et de l'intestin.

L'épiplocèle crurale se nomme épiplo-mérocèle.

La hernie intestinale, bornée à l'aine, est désignée sous le nom d'entéro-bubonocèle.

La hernie formée par une portion d'intestin, est nommée entérocèle.

L'entéro-cystocèle est celle qui est formée par la vessie et une anse intestinale.

La hernie qui renferme une portion de l'intestin et de l'épiploon, porte le nom d'entéro-épiplocèle.

L'entéro-épiplomphale est la hernie ombilicale, dans laquelle se trouve l'intestin et l'épiploon.

L'entéro-hydrocèle est la hernie intestinale composée de l'hydrocèle.

La hernie ombilicale dont le sac péritonéal contient, outre l'intestin, de la sérosité, est appelée entéro-hydromphale.

On nomme entéro-ischiocèle la hernie intestinale sortie à travers l'échancrure ischiatique.

On appelle entéro-mérocèle la hernie formée par la sortie de l'intestin à travers l'arcade crurale.

L'entéromphale est la hernie ombilicale formée par l'intestin.

L'entéro-sarcocèle est la tumeur composée de la hernie intestinale et du sarcocèle.

Enfin, on appelle entéroschéocèle la hernie intestinale descendue dans le scrotum.

## CAUSES DES HERNIES.

La structure des parties contenantes et le mouvement mécanique des muscles peuvent être regardés comme des dispositions naturelles à la formation des hernies.

Le relâchement et l'affaiblissement des parties sont occasionnés par l'usage habituel d'aliments gras et huileux, par une sérosité abondante, par l'hydropisie, par la grossesse, par la rétention d'urine, par les vents, etc., etc.

Les fortes pressions faites sur le ventre par des corps étrangers, et même par un habit trop étroit, les chutes, les coups violents, les efforts et les secousses considérables, les toux et les cris continuels, les exercices du cheval et des instruments à vent, les respirations violentes et forcées, en rétrécissant la capacité du bas-ventre, et en comprimant les parties qui y sont contenues, peuvent les obliger à s'échapper, soit tout-à-coup, soit petit à petit, par quelqu'endroit de la circonférence du bas-ventre, où elles trouvent moins de résistance.

A ces causes, on doit ajouter les plaies du bas-ventre, principalement les pénétrantes, car le péritoine divisé ne se consolide que par recollement, et par conséquent les parties peuvent facilement s'échapper par l'endroit qui a été percé.

## SIGNES DES HERNIES.

On divise les signes des hernies en diagnostics et en prognostics. Les diagnostics font connaître quelle est l'espèce de hernie. Les yeux font connaître assez les différences des hernies, par rapport à leur situation, il n'y a de difficulté qu'à juger si elles sont simples, ou composées, ou compliquées.

La hernie simple forme une tumeur molle, sans inflammation ni changement de couleur à la peau, et qui disparaît, lorsque le malade est couché de manière que les muscles de l'abdomen sont dans le relâchement, ou lorsqu'on la comprime légèrement, après avoir mis le malade dans une situation convenable. Si l'on applique le doigt sur l'ouverture qui donne passage aux parties, on sent leur impulsion quand le malade tousse. Toutes ces circonstances désignent en général une hernie simple.

La tumeur formée par l'intestin est ronde, molle, égale, et rentre assez promptement en faisant un petit bruit.

La tumeur formée par l'épiploon n'est pas si ronde, ni si égale, ni si molle, et ne rentre que peu à peu sans faire de bruit.

La tumeur formée par une portion de la vessie déplacée, disparaît toutes les fois que le malade a uriné, ou qu'on la comprime en l'élevant légèrement, parce que l'urine contenue dans la portion déplacée, tombe dans l'autre.

On conçoit facilement que les tumeurs herniaires composées, c'est-à-dire, formées de deux ou trois sortes de parties en même temps, doivent présenter les signes de différentes espèces de hernie simple.

Lorsque les hernies sont compliquées d'adhérence seulement, ce qui les forme ne rentre pas du tout, ou ne rentre qu'en partie. Lorsqu'elles sont compliquées d'étranglement, les parties sorties ne rentrent point, l'inflammation survient à l'ouverture par laquelle les parties se sont échappées, la rétrécit, occasionne par conséquent la compression de ces parties, et empêche la circulation des liqueurs. De là viennent successivement la tension, l'inflammation et la douleur de la tumeur et de tout le ventre; le hoquet, le vomissement d'abord de ce qui est contenu dans l'estomac, et puis des matières chyleuses, et d'excréments, et enfin de tout ce que le malade prend; la fièvre, les agitations, les mouvements convulsifs du corps, l'affaiblissement et la concentration du pouls, le froid des extrémités, etc.

Lorsque les hernies sont compliquées de la pourriture des parties sorties, tous les symptômes d'étranglement dont on vient de parler, diminuent, le malade paraît dans une espèce de calme, et l'impression du doigt faite sur la tumeur y reste comme dans de la pâte.

Lorsqu'elles sont compliquées des différentes maladies dont on vient de parler, on les reconnaît aux signes de ces maladies joints à ceux de la hernie simple ou composée.

Les signes prognostics des hernies se tirent de leur volume, de l'âge du malade, du temps que la hernie a été à se former, des causes qui l'ont produite, du lieu qu'elle occupe, de sa simplicité, de sa compression ou de sa complication.

# ORDRE

## DU TRAITEMENT DES HERNIES.

### REMARQUE PRÉLIMINAIRE.

Pour guérir les hernies, il faut nécessairement faire rentrer les parties sorties, et empêcher qu'elles ne sortent de nouveau. Il est facile de réduire les parties qui forment les hernies simples et composées. La seule situation horizontale suffit souvent pour qu'elles se remettent d'elles-mêmes. Mais, quand cette situation ne suffit pas, le malade doit se placer de manière que la tête soit appuyée, et plus haute que la poitrine ; que la poitrine soit plus haute que le ventre ; que les fesses soient plus élevées que le ventre, et les genoux pliés.

Cette situation met les muscles du bas-ventre dans le relâchement, et fait qu'ils n'opposent point de résistance à la rentrée des parties. Le malade ainsi placé, on fait rentrer, ou il fait rentrer lui-même, les parties sorties, en les poussant doucement dans le ventre par le même chemin qu'elles en sont sorties. On applique ensuite sur le lieu qui a donné passage aux parties un bandage, autrement dit brayer; ce bandage doit être bien convenable à la partie sur laquelle on le met. La pelote, qui est la principale pièce du bandage, doit justement se trouver sur l'ouverture qui a donné issue aux parties, et les empêcher par conséquent de ressortir. Si la hernie est double, c'est-à-dire, si elle sort des deux côtés, il faut employer un bandage double; dans ce cas, le bandage double à deux ressorts convient mieux que celui qui est double à un seul ressort. Pour les hernies appelées HYSTÉROPTOSES ou chutes de la matrice, chez les personnes du sexe, on se sert de pessaire en gomme élastique, qu'on introduit dans le vagin. Le pessaire dont il faut se servir doit être de grandeur bien proportionnée, c'est-à-dire, ni trop grand ni trop petit. On connaît qu'il est juste, lorsqu'il retient parfaitement la hernie.

Le malade doit garder le bandage jour et nuit, pendant le cours de son traitement; ensuite il peut le quitter la nuit, et le mettre le jour pendant quelques mois, afin qu'il ne soit pas exposé à de nouveaux accidents, quoique guéri.

Environ quatre ou six mois après la consommation du remède, le convalescent peut quitter le bandage pour toujours. On agit ainsi à l'égard du pessaire. Si la hernie est très-difficile à contenir, c'est-à-dire, lorsque la hernie ressort malgré le bandage, il est essentiel de garder le lit pendant quelques jours, au commencement du traitement; mais bien entendu, on ne doit garder le lit, que lorsque le bandage ne peut contenir la hernie.

Le malade peut prendre une nourriture saine et abondante, sans se livrer à aucun excès; il peut aussi continuer ses travaux ordinaires, mais ayant soin de ne pas se livrer à des occupations qui pourraient lui occasionner des efforts et des secousses extraordinaires. La danse, les efforts trop grands, l'usage des instruments à vent doivent être suspendus pendant le traitement. On peut aller à cheval, mais sans trotter ni galoper. Le malade doit s'éloigner du coït pendant le cours du traitement de sa maladie.

Si la hernie ressort, et qu'elle offre quelque difficulté pour rentrer, il faut, sans hésiter, employer l'usage du cataplasme démontré à la fin de la présente ordonnance; mais, dans ce cas, il ne doit pas y avoir plus de deux ou trois jours que la hernie offre le symptôme d'étranglement, autrement ce moyen serait vainement employé. Il doit donc être mis en usage dès le premier jour, et même à l'instant que la hernie offre quelque difficulté pour rentrer. Il est bien entendu que ce cataplasme ne doit être mis en usage que dans le cas où la hernie serait sortie, et qu'elle offrirait des difficultés à rentrer. Hors cette criconstance, ce cataplasme est absolument inutile à la guérison.

Tout traitement doit être entièrement composé dans le même temps, c'est-à-dire, lorsqu'il s'agit d'un traitement de quinze, vingt, trente et même de quarante bouteilles, il faut les préparer toutes dans le même temps. Ainsi, lorsqu'on veut faire un traitement quelconque, il faut toujours méditer la maladie qu'on se propose de guérir, afin de connaître à peu près le nombre de bouteilles qu'on doit préparer. Par exemple, un traitement de cinq ou six bouteilles suffit ordinairement aux enfants âgés d'un à deux ans; les enfants âgés de deux à quatre ans doivent en prendre six à huit bouteilles; les enfants âgés de quatre à six ans en exigent huit à dix bouteilles; et les enfants de six à dix ans doivent en prendre dix à douze bouteilles; les jeunes gens de dix à quinze ans doivent se conformer à un traitement de douze à quinze bouteilles; les personnes âgées de quinze à vingt ans doivent en consommer de dix-huit à vingt bouteilles; les sujets âgés de vingt à trente ans exigent un traitement de vingt-cinq bouteilles; les personnes de trente à cinquante ans doivent se conformer à un traitement de trente bouteilles. Enfin, un traitement de trente à quarante bouteilles est prescrit aux sujets de cinquante à quatre-vingts ans.

Tout traitement doit être dirigé suivant la grièveté, l'ancienneté de la maladie et l'âge du sujet malade. Une hernie chronique chez un jeune sujet exige presque toujours un traitement plus prolongé qu'une récente chez un vieillard. Nous avons vu plusieurs personnes qui n'ont été radicalement guéries qu'après avoir pris beaucoup de bouteilles en sus du nombre que nous leur avions prescrit ; d'autres qui ont été guéries avant d'avoir consommé la quantité que nous leur avions ordonnée, ce qui porte à croire qu'il est presque impossible de déterminer d'avance le nombre de bouteilles nécessaire pour procurer une radicale guérison à chaque sujet. Nous citerons pour exemple un jeune homme de trente ans, atteint d'une hernie depuis l'âge de quinze mois, qui ne s'est trouvé radicalement guéri qu'après avoir pris soixante-quinze bouteilles ; nous citerons en outre un homme âgé de soixante-quinze ans, atteint d'une hernie double, manifestée dès l'âge de sept ans, qui n'a été guéri qu'après la consommation de quatre-vingts bouteilles. Un sujet de soixante-quatre ans, atteint d'une hernie dès l'âge de neuf ans, a été radicalement guéri par trente bouteilles seulement. Plusieurs personnes de vingt à quarante et même cinquante ans ont été radicalement guéries par vingt bouteilles, quoiqu'atteintes de hernies anciennes ; ce qui justifie ce que nous avons dit, qu'il est impossible de déterminer au juste la quantité de bouteilles qui convient à chaque personne ; en conséquence, nous recommandons de continuer le traitement jusqu'à parfaite guérison. Le traitement peut être suspendu pendant plusieurs jours, si le malade le désire, sans retarder la guérison.

Nota. Il faut préparer le remède un peu moins fort pour les enfants âgés d'un à cinq ans.

## PRÉPARATION DU REMÈDE, ET MANIÈRE D'EN FAIRE USAGE.

Prenez une quantité suffisante de bouteilles de grandeur de litre, après les avoir lavées très-proprement, mettez dans chacune d'elles :

Osmonde royale, *Osmunda regalis*, une forte poignée ;

Baies de cyprès, *Cupressus distica*, réduites en poudre, un quart d'once environ, puis remplissez les bouteilles de bon vin blanc (le vin nouvellement fait ne convient pas, il faut qu'il y ait au moins quatre mois qu'il soit récolté pour qu'il soit bon), et les bouchez solidement avec du liége neuf, qui n'ait servi à rien. Vous les laisserez infuser à l'ombre pendant neuf jours avant d'en commencer l'usage, après quoi vous en prendrez un verre, le matin, une ou deux heures avant le déjeûner, et un verre le soir, un instant avant de vous coucher, plusieurs heures après souper. Le verre dont on doit se servir doit être de grandeur à contenir environ la septième partie du litre, mais chaque bouteille de macération ne doit rendre que six verres d'infusion, parce que les substances en consomment. Il faut en outre, deux fois par jour, prendre à chaque fois deux pincées de la même poudre, soit dans la soupe, au commencement du repas, dans d'autre espèce de nourriture, ou dans l'infusion des potions, par deux pincées dans chaque verre, le matin et le soir.

Le vin que vous devez employer pour l'infusion doit être pur, naturel, sans aucune falsification, et point susceptible de fermenter; mettez les bouteilles à la cave, ou dans tout autre lieu de la même température; couchez-les pendant quinze jours, ensuite vous les mettrez debout.

Quant aux enfants d'un, de deux et même de trois ans, on est libre de leur faire prendre l'infusion suivant la quantité qu'ils voudront et quand ils en auront la volonté, excepté aux repas, ni immédiatement après les repas, mais toujours le matin et le soir, quand il est possible.

Il faut bien se rappeler que le marc doit rester avec le liquide dans la bouteille, jnsqu'à ce que le tout soit pris; c'est-à-dire le marc ne doit être tiré de chaque bouteille, qu'après que le liquide en est sorti.

Au commencement du traitement, prenez du linge fin, doublé en plusieurs plis de grandeur d'une pièce de 5 fr. au plus, imbibez-le de bon vinaigre, appliquez-le sur l'anneau qui donne issue à l'intestin, sous la pelote du bandage. Ce linge, qui doit être changé au besoin, doit être imbibé de vinaigre trois fois par semaine, pendant les quinze premiers jours du traitement, le matin ou le soir, ensuite une fois par jour, pendant tout le traitement. Le vinaigre doit être fort et sans aucune falsification. Il ne faut pas employer de vinaigre dans le traitement de l'hystéroptose ou chute de la matrice, ni dans le traitement de l'exomphale, ou hernie du nombril, ni dans le traitement de la hernie de l'estomac; enfin, l'emploi du vinaigre n'est ordonné que dans le traitement des hernies inguinales et crurales. L'emploi du vinaigre n'est pas nécessaire dans le traitement des enfants âgés d'un à dix ans; il ne faut pas l'employer dans le traitement d'aucune espèce de hernie chez les enfants âgés d'un à cinq ans.

Si l'emploi du vinaigre vous gêne, vous pouvez le suspendre pendant plusieurs jours, ensuite le continuer; vous pourriez même le supprimer s'il vous gênait trop, ce qui n'est pas probable, ayant soin de disposer la compresse moins large que la pelote du bandage; alors le traitement serait plus long et la guérison serait moins certaine.

# MANIÈRE

## DE FAIRE ET D'EMPLOYER LE CATAPLASME.

( Qui ne doit être mis en usage, ainsi que nous l'avons clairement expliqué, que dans le cas où la hernie serait ressortie, et qu'elle offrirait des difficultés pour rentrer. Le bandage ne doit pas être placé au moment de l'emploi du cataplasme. )

---

Prenez un poëlon de grandeur ordinaire, remplissez-le de lait frais, sans être passé ni mis au feu; ensuite, ajoutez-y deux ou trois poignées de bonne graine de lin; faites bouillir le tout ensemble, pendant dix minutes seulement, puis versez-le tout bouillant dans une vessie de porc, qui soit neuve, c'est-à-dire, qu'elle n'ait servi à rien; après quoi liez de suite la vessie, afin que la chaleur n'en sorte pas. Il faut que la vessie soit bien sèche avant de s'en servir. Après avoir laissé reposer la vessie un peu de temps, le malade étant au lit, couché sur le dos, les genoux pliés, on applique le plus chaudement possible la vessie sur la partie malade. Il faut que la vessie, qui doit être changée à chaque fois, soit de grandeur à couvrir toute la partie douloureuse. Si une seule vessie ne suffit pas, il faut en appliquer deux. Ce cataplasme doit, selon le besoin, se réitérer jusqu'à six fois, de quatre heures en quatre heures, et sans oublier de changer de vessie ainsi que de cataplasme, à chaque fois. Aussitôt que la hernie est rentrée totalement, le malade doit se munir d'un bandage solide et bien approprié à son infirmité; ensuite faire usage du remède indiqué ci-dessus.

### REMARQUE IMPORTANTE.

L'Osmonde royale doit être récoltée dans le mois de juin, du vingt au trente : il faut la faire sécher à l'ombre.

Les Baies de cyprès peuvent être récoltées dans tous les mois de l'année, moyennant qu'elles soient bien vertes dans l'arbre : il faut aussi les faire sécher à l'ombre. Ces Baies ne doivent être pulvérisées qu'au fur et à mesure du besoin. Il ne faut pas employer celles qui sont pourries.

Il existe de plusieurs espèces de cyprès, il ne faut pas s'y tromper : Celui dont nous avons parlé est le cyprès pyramidal.

Il existe aussi de plusieurs espèces d'Osmonde, il faut bien se garder de s'y tromper : Celle dont nous avons ci-devant parlé est l'Osmonde royale.

FIN DE L'ORDRE DU TRAITEMENT.

## AVIS.

Afin de satisfaire les personnes qui désireraient de préférence s'adresser à l'auteur de cette découverte, pour se procurer le remède indiqué dans cet ouvrage, nous divisons le remède par potions, et nous entendons par le mot potion ce qui est destiné pour un litre de vin, c'est-à-dire, une potion consiste en une poignée de la plante et un quart-d'once environ de la poudre dont nous avons ci-devant parlé.

Le prix de ce remède est fixé à 2 francs par chaque potion : on paie d'avance. Les lettres et l'argent doivent être adressés francs de port à l'auteur PIERRE SIMON, bandagiste-herniaire, aux Herbiers, département de la Vendée. Les habita[illegible] Paris peuvent adresser leurs demandes à [illegible], Docteur-Médecin, rue Saint-Honoré, [illegible] Paris, qui les transmettra de suite à l'aute[illegible] cet ouvrage ; celui-ci s'empressera d'y faire droit. Une ordonnance particulière et très-détaillée sera jointe à l'envoi. On expédiera par diligence, et toute expédition portera le cachet de l'auteur, sur l'emballage seulement, chose qui devra être observée exactement au moment de la réception de l'envoi, afin de reconnaître si l'expédition est bien parvenue intacte à sa destination.

✿

# OBSERVATIONS

## SUR L'EFFICACITÉ DU SPÉCIFIQUE POUR LA GUÉRISON RADICALE DES HERNIES.

Ce remède, dont l'usage est facile, peut être pris en secret et sans aucun régime ni dérangement; on peut suspendre le traitement pendant plusieurs jours et même pendant plusieurs semaines, sans nuire à la guérison, et chacun peut se guérir sans le secours d'aucune main étrangère.

Ce spécifique, qui n'a jamais été préjudiciable à aucune personne, fortifie le tempérament, facilite l'expectoration, excite l'appétit ; enfin, il améliore considérablement la santé : une expérience de plus de quinze ans en est une preuve incontestable.

Pourrait-on désirer un moyen plus utile et plus agréable que celui-ci ! Que faudrait-il de plus pour mériter la confiance générale, et pour persuader d'une vérité incontestable les personnes que l'incrédulité laisse gémir sous le poids d'une maladie honteuse et pénible ?

La guérison radicale des hernies réductibles, c'est-à-dire, qui rentrent entièrement, est le fruit des recherches et des travaux d'un praticien qui s'occupe depuis long-temps de la guérisou d'une maladie cruelle qui, en affligeant l'humanité, choque en même temps la pudeur.

Malgré que nous soyons dispensé de faire ici

l'éloge que mérite cette découverte, puisque l'efficacité en est reconnue, cependant nous ne pouvons passer sous silence un nombre d'attestations qui nous ont été délivrées par des personnes bien dignes de foi, que nous avons guéries; nous en produisons d'anciennes et de nouvelles. Les anciennes sont des preuves palpables de la solidité de la guérison, et les nouvelles justifient la continuation.

On peut se reposer sur notre discrétion, nous ne citons jamais aucune personne sans son consentement donné par écrit.

---

Plusieurs des personnes qui nous ont délivré les certificats insérés dans notre prospectus, nous ayant porté plainte que la publicité très-étendue de ce prospectus leur occasionnait une correspondance fatigante et dispendieuse, nous prions nos lecteurs de prendre en considération ces plaintes, et de croire que la majeure partie des demandes de cette nature restent sans réponse, nos certificateurs étant fatigués d'une telle correspondance, qui n'est que le résultat d'une incrédulité invincible.

Pour croire à la légalité de ces attestations, sans être obligé d'en écrire à leurs auteurs, il suffit de connaître l'article 147 du code pénal, qui punit des travaux forcés à temps toutes personnes qui auront commis un faux en écriture autenthique et publique.

---

# SUPPLÉMENT

# A L'ORDRE DU TRAITEMENT DES HERNIES,

PAR

## PIERRE SIMON,

D'APRÈS DE NOUVELLES EXPÉRIENCES FAITES PAR L'AUTEUR,

*Depuis l'impression de cet Ouvrage.*

---

Avant de commencer votre traitement, prenez une bouteille de grandeur de litre au moins ( plus ou moins grande, suivant l'importance de votre traitement ); mettez dans cette bouteille une forte poignée de la plante et un quart d'once de la poudre indiquée ci-devant, page 245, puis remplissez la bouteille de bon vinaigre, qui ait été fait naturellement avec du vin blanc. Le marc doit rester dans la bouteille jusqu'à la fin du traitement. La bouteille ne doit pas être bouchée hermétiquement; il suffit de fermer le goulot de la bouteille très-légèrement, de manière à ce que l'air puisse s'introduire un peu dans la bouteille.

Au commencement du traitement, prenez du linge fin, doublé en plusieurs plis de la dimension d'une pièce de 5 francs au plus, imbibez-le du vinaigre dont la préparation est indiquée ci-dessus, appliquez-le sur l'anneau qui donne issue à l'intestin, c'est-à-dire, sur le trou qui livre passage à la hernie, sous la pelote du bandage. Ce linge, qui doit être changé au besoin, doit être imbibé de ce vinaigre une fois par jour, le matin ou le soir, pendant tout le traitement. Si la hernie est double, c'est-à-dire, si elle sort des deux côtés, il faut faire usage de deux petites compresses. Il est très-prudent d'être couché sur le dos au moment de l'application de la compresse, afin que la hernie ne puisse aucunement ressortir pendan l'application de ladite compresse.

Le vinaigre doit être fort et sans aucune falsification. Il ne faut pas employer de vinaigre dans le traitement de l'hystéroptose ou chute de la matrice, ni dans le traitement de la hernie de l'estomac; il ne faut pas l'employer dans le traitement d'aucune espèce de hernie chez les enfants âgés d'un à cinq ans. Pour les enfants de six à dix ans, la compresse ne doit être imbibée de vinaigre qu'une fois tous les deux ou trois jours.

Si l'emploi du vinaigre vous gêne, vous pouvez le suspendre pendant plusieurs jours, ensuite le continuer; vous pourriez même le supprimer s'il vous gênait trop, ce qui n'est pas probable, ayant soin de disposer la compresse moins large que la pelote du bandage et de ne pas trop l'imbiber de vinaigre; alors le traitement serait plus long et la guérison serait moins certaine.

Quant aux enfants d'un, de deux ou même de trois ans, on est libre de leur faire prendre l'infusion suivant la quantité qu'ils voudront et quand ils en auront la volonté, excepté au repas ni immédiatement après les repas, mais toujours le matin et le soir, quand il est possible. De la poudre et de l'infusion, les doses doivent être moins fortes pour les enfants âgés d'un à dix ans, et réduites suivant l'âge.

Il faut bien se rappeler que le marc doit rester avec le liquide dans la bouteille, jusqu'à ce que le tout soit pris; c'est-à-dire le marc ne doit être tiré de chaque bouteille qu'après que le liquide en est sorti.

*P. S.* Pour accélérer la guérison, il est essentiel, pendant le traitement, de ne pas se coucher sur le côté malade; il faut, autant que possible, se coucher sur le côté opposé, ou sur le dos.

Si la hernie est double, il est à propos de se coucher le plus souvent sur le dos; néanmoins il ne faut pas pousser la résistance jusqu'au dérangement du sommeil. Il est nuisible de se coucher sur le ventre.

*Fin de l'ordre du Traitement.*

# ANALYSE.

La fréquence des Descentes ou Hernies est une circonstance qui seule suffira toujours pour faire lire avec empressement toute espèce d'ouvrage où l'on se propose d'indiquer les causes et le remède de ces graves incommodités. Mais qu'un Traité sur cette matière soit l'œuvre d'un homme de pratique spéciale, le fruit de l'observation et de l'expérience, un travail exécuté avec autant de conscience que de vrai talent, il méritera, à plus forte raison, d'exciter non-seulement dans le public, mais encore parmi tous les gens de l'art un vif mouvement d'attention et d'intérêt général. C'est que, depuis que l'on écrit sur les Hernies, nous ne connaissons pas encore un seul ouvrage qui annonce dans son auteur la réunion de la pratique manuelle à un degré suffisant d'instruction théorique. Nous avons lu la plupart de ces ouvrages plus ou moins scientifiques, et nous n'y avons rien trouvé qui pût véritablement intéresser le public, et leur valoir les honneurs de l'analyse ; mais nous croyons que celui de Monsieur Pierre SIMON a droit à cette distinction, parce qu'il nous présente précisément ce caractère, que nous avons en vain cherché dans les autres, cette alliance du savoir et du faire, indispensable condition de tout œuvre qu'on destine à devenir usuel.

Monsieur Pierre SIMON n'est pas docteur de profession, il est tout simplement un habile praticien pour le Traitement des Hernies spécialement. Il ne se fait à lui-même, et surtout il ne prétend faire à ses lecteurs aucune illusion sur le degré d'utilité qu'on peut tirer de son ouvrage. Il annonce franchement qu'il n'enseigne à guérir que les Hernies réductibles ou guérissables : un tel aveu, qui exclut jusqu'au soupçon du moindre charlatanisme, doit donner tout d'abord une excellente opinion de l'auteur et de son travail.

Le Traité des Hernies commence par quelques considérations préliminaires sur la disposition anatomique du tube intestinal chez l'homme et chez les différentes espèces d'animaux dans les diverses époques de la vie ; après quoi Monsieur SIMON arrive au Traitement des Hernies en général, indique leur diagnostic et leur caractère commun, puis les divise en plusieurs espèces, qu'il décrit séparément et avec une exactitude qui prouve de longues et savantes observations.

Borné à cette seule partie, le livre de Monsieur SIMON pourrait déjà passer pour une excellente monographie des Hernies. Mais la dernière partie, celle qui contient la formule du Traitement de ces affections, est sans contredit la plus utile. Le Traitement indiqué par l'auteur consiste : 1.o Dans les meilleurs moyens de réduction ; 2.o Dans l'application d'un topique sur l'anneau qui donne issue à l'intestin ; 3.o Dans l'emploi d'un remède composé d'une infusion de fruits et de plantes qui croissent dans nos climats.

L'effet de ces substances, qui exercent une action directe sur les viscères du bas-ventre et augmentent les forces digestives, est de rétrécir les ouvertures qui ont donné passage aux parties herniées, et de rétablir l'équilibre normal entre la résistance des parois abdominales et l'effort des viscères. Nous ne doutons nullement des cures heureuses que Monsieur SIMON a opérées par ces moyens, et qui sont d'ailleurs attestées par les certificats les plus honorables. Tout en reconnaissant l'efficacité de l'opération chirurgicale, nous n'avons jamais pensé que cette Méthode dût être employée exclusivement; nous féliciterons donc l'auteur d'avoir bien voulu donner au public le fruit de ses longues et pénibles recherches, la recette de sa découverte, et nous verrons toujours avec plaisir l'ouvrage de Monsieur SIMON couronné du suffrage des personnes dont le devoir est de soulager l'humanité.

L'ouvrage de Monsieur SIMON joint à tous les titres qui le recommandent sous le rapport de l'utilité un mérite qui ne peut être jamais indifférent, celui d'être bien ordonné, bien écrit et parfaitement clair, quoique très-savant : pour terminer, nous en conseillerons la lecture aux praticiens et aux malades, et nous déclarons franchement que des expériences suivies des plus heureux résultats nous portent à considérer le remède de M. PIERRE SIMON comme un excellent moyen propre à la guérison des Hernies, et comme un puissant tonique.

S. FURNARI,

*Docteur-Médecin à Paris, Membre de l'Académie Royale de Médecine de Palerme et de plusieurs autres Sociétés savantes, nationales et étrangères; Directeur de l'Institut Ophtalmique de Paris, etc.*

---

*A Cadillac-sur-Dordogne, le* 11 *octobre* 1838.

Je, soussigné, BERNARD LAJOUS, piqueur des ponts-et-chaussées, domicilié à Cadillac-sur-Dordogne, arrondissement de Libourne, département de la Gironde, certifie que Monsieur PIERRE SIMON, Bandagiste-Herniaire, aux Herbiers, m'a radicalement guéri d'une Hernie dont j'étais atteint dès l'âge de douze ans; j'ai maintenant quarante et un ans; j'ai donc supporté cette cruelle maladie pendant vingt-neuf ans sans pouvoir m'en guérir.

En mil huit cent trente-sept, j'eus le bonheur de faire la connaissance de Monsieur PIERRE SIMON; je lui fis la demande de son spécifique, dont je fis usage avec confiance. Depuis que j'ai fait usage de cet excellent remède, je ne me suis nullement ressenti de cette répugnante infirmité; je n'ai plus besoin de bandage; enfin, je suis parfaitement guéri.

Je suis si content d'être guéri de cette maladie, sous le poids de laquelle l'incrédulité laisse gémir immensément de malheureux, que je me suis fait un devoir de donner à l'auteur de ma guérison le présent certificat, qui est sincère et véritable, et je le verrai circuler avec beaucoup de plaisir.

*Signé :* LAJOUS.

---

A Monsieur PIERRE SIMON, aux Herbiers.

*Bordeaux*, le 3 *juillet* 1838.

MONSIEUR,

Le traitement de vingt potions de votre spécifique, que vous m'avez expédié en date du dix-huit janvier dernier, à dépassé nos espérances; la personne pour qui je vous en fis la demande est âgée de vingt ans, il y avait sept mois qu'elle souffrait d'une hernie au côté droit, lorsqu'elle commença le traitement. Elle est aujourd'hui parfaitement guérie.

Nous sommes si contents d'avoir cru à l'efficacité de votre remède, et d'en avoir fait usage, que si vous voulez faire imprimer la présente, nous la verrons circuler avec d'autant plus de plaisir, qu'il est toujours dans le devoir des personnes de bien de se rendre utiles à la société, particulièrement à l'humanité souffrante, et d'être reconnaissantes envers ses bienfaiteurs.

A l'occasion, Monsieur, je me rappellerai toujours du bienfaiteur de l'humanité auquel j'ai l'honneur d'assurer ma sincère reconnaissance, et d'être, avec le plus profond respect, son très-humble serviteur,

J.[n] SALIÈRES,
Rue Judaïque-Saint-Seurin, n° 68.

---

*Vélines*, le 27 *janvier* 1838.

MONSIEUR,

La personne pour laquelle j'ai eu l'honneur de vous demander trois envois de votre spécifique m'autorise à la nommer: c'est M. de Belrieu, des Réaux, près Vélines. Ce respectable vieillard, âgé de quatre-vingt-deux ans, était atteint d'une hernie au côté gauche, depuis près de trente ans; il a obtenu de son traitement les plus heureux résultats. Les deux premiers envois ont fait disparaître entièrement la hernie, dont il est parfaitement guéri. Mais, comme votre remède lui a fait d'ailleurs beaucoup de bien, et qu'il en a obtenu de très-bons effets pour l'estomac, il désire en continuer l'usage pour améliorer de plus en plus sa santé, c'est pour cela que je vous ai prié de m'en faire un troisième envoi. Il considère votre spécifique comme agissant sur l'économie générale de la manière la plus satisfaisante, ce dont je suis convaincu moi-même.

Agréez, Monsieur, l'assurance de ma parfaite considération.

F. NOÉ,
*Juge de Paix du canton de Vélines, département de la Dordogne.*

---

*Valognes*, le 10 *janvier* 1838.

MONSIEUR,

Le traitement de trente potions de votre spécifique pour la cure des hernies, que vous m'avez expédié en date du vingt-six juin 1837, a produit de très-heureux résultats. Ce traitement était pour une dame de ma connaissance, que ma discrétion ne me permet pas de nommer. Cette dame, qui est âgée de quarante-cinq ans, était atteinte d'une hernie survenue à la suite d'une couche, et d'une maladie grave qui l'obligeait de recourir souvent aux sangsues et aux vésicatoires. Depuis qu'elle a fait usage de votre remède contre les hernies, elle n'a eu besoin ni de sangsues, ni de vésicatoires, et la hernie est disparue.

Votre remède a vraiment beaucoup de vertu, et peut-être n'en connaissez-vous pas encore toutes les propriétés; c'est pourquoi je vous fais part des résultats suivants : une autre dame de ma connaissance, qui n'était pas atteinte de hernie, languissait depuis un grand nombre d'années sous le poids d'une maladie qui fut le résultat de grands chagrins occasionnés par la perte de son mari, qui lui fut enlevé par une apoplexie terrible, à l'âge de vingt-neuf ans. Cette dame, qui est maintenant âgée de soixante-un ans, a vécu languissante pendant plus de trente ans, malgré les secours de l'art, un fond de chagrin étant toujours en opposition à sa guérison. Dans les derniers temps, elle était dans un état de faiblesse extraordinaire et toujours tremblante : son estomac ne pouvait plus digérer ce qu'elle prenait ; sa peau, naturellement blanche, était devenue couleur de terre ; toutes les personnes qui la voyaient, ne lui donnaient pas trois mois d'existence.

L'année dernière, cette dame lut un de vos prospectus; et d'après la lecture de quelques-uns des certificats qui y sont contenus, elle considéra votre remède comme un excellent tonique : elle résolut de suite d'en faire usage ; et pour se le procurer, elle s'adressa à quelqu'un de sa connaissance qu'elle savait l'avoir pris pour la guérison d'une hernie dont il était atteint, et qui s'en était bien trouvé pour l'estomac. Elle commença son traitement par une dose de la poudre, qu'elle prit dans la soupe ; peu de temps après, elle en éprouva des résultats qui consolidèrent sa résolution. Comme elle n'avait point de hernie, elle ne s'est point conformée à l'ordre du traitement ; elle n'a point pris le remède dans du vin comme il est dit dans l'ordonnance : elle a pris la poudre dans du bouillon, et la plante en décoction.

Maintenant, l'appetit est bon, la digestion se fait bien, le tremblement général n'existe plus ; la peau a repris sa couleur naturelle, et la force revient sensiblement. Cette dame fait encore usage de votre remède, et son intention est de continuer jusqu'à parfaite guérison.

Tels sont, Monsieur, les résultats de votre remède chez les deux personnes dont je viens de vous entretenir. Si vous jugez à propos de faire imprimer ma lettre, je la verrai circuler avec beaucoup de plaisir, afin que le public en prenne connaissance.

Recevez, Monsieur, l'assurance de mon estime,

*Signé :* veuve LEBIENVENU,

*Au couvent des Dames-Augustines, à Valognes, département de la Manche.*

---

Imprimerie d'HÉRAULT, rue de Guérande, à Nantes.

# PREMIÈRE ATTESTATION.

---

Je soussigné, maire de la commune de Sainte-Pexine, canton de Mareuil, département de la Vendée, certifie que Monsieur Pierre Simon, bandagiste-herniaire, aux Herbiers, m'a radicalement guéri d'une hernie, il y a trois ans, manifestée au côté droit depuis six ans. Depuis ma guérison, les bandages me sont inutiles.

Cette hernie, très-volumineuse et incompressible, m'avait en dernier lieu réduit au dégoût de la vie, la voyant avancer progressivement sans pouvoir me soulager. Depuis trois ans, que j'en suis guéri, je ne m'en suis nullement ressenti, ce qui me porte à croire fermement à la solidité de ma guérison, que je me suis procurée dans l'espace de deux mois et demi, sans aucun dérangement ni régime, suivant la méthode curative de Monsieur Pierre Simon.

D'après cette conviction, je me fais un devoir de justifier l'incontestable efficacité du remède de

Monsieur Pierre Simon, qui m'a guéri de cette cruelle et honteuse maladie.

Le maire de Sainte-Pexine : Louis Gluard.

*A Sainte-Pexine, le* 8 *avril* 1837.

II.

Valognes, 29 janvier 1837.

Monsieur,

J'ai l'honneur de venir vous rendre compte du résultat du traitement que vous m'avez expédié en date du 1er avril 1836. Je suis âgé de soixante-deux ans ; j'étais atteint d'une hernie depuis deux ans ; et depuis environ huit ans, je souffrais des maux d'estomac qui s'opposaient souvent à ma digestion : je ne pouvais point manger de viande ainsi que bien d'autres mets durs à digérer. Depuis que j'ai fait usage de votre remède contre les hernies, je me porte très-bien, ma hernie est radicalement guérie, je n'ai plus besoin de bandage, mon mal d'estomac n'existe plus, je mange ce qui se présente, et rien ne me dérange.

D'après cet heureux résultat, Monsieur, je me fais un devoir de vous en informer, et si vous jugez à propos de faire imprimer ma lettre, vous en êtes libre ; je la verrai circuler avec beaucoup de plaisir, désirant, pour le bien de la société, que votre remède obtienne la confiance de toutes les personnes qui en ont besoin. C'est ce que je souhaite cordialement pour votre intérêt personnel et pour le bonheur de l'humanité souffrante.

Monsieur, j'ai l'honneur de vous saluer avec une haute estime.

*Signé :* Pierre **Besnard**, propriétaire,

*A Valognes, département de la Manche.*

## III.

Marennes, 22 février 1836.

Monsieur,

Le traitement de trente potions, que vous m'expédiâtes, il y a un an, a parfaitement réussi. Ce traitement était destiné pour une dame âgée de quarante-neuf ans, qui était atteinte de deux hernies distinctes, d'une hernie intestinale manifestée à la région inguinale, et d'un prolapsus, ou chute de la matrice. Elle est radicalement guérie, j'en suis convaincue, ayant procédé à son traitement, et l'ayant visitée plusieurs fois, pour m'assurer de sa guérison.

Maintenant, Monsieur, que je connais l'efficacité de votre remède, je me ferai un devoir de le recommander aux personnes que je saurai en avoir besoin.

Comme bien d'autres, j'ai été pendant long-temps sans croire à l'efficacité de votre spécifique, et je vous déclare franchement que ce n'est que d'après l'avis de Monsieur Fradin, curé de cette ville, que je me suis décidée à en conseiller l'usage.

En conséquence, Monsieur, je vous prie de m'expédier de suite un traitement de trente potions pour une autre personne qui veut en faire usage. Ci-joint une reconnaissance de soixante francs, sur la poste, pour solder votre envoi.

Monsieur, j'ai l'honneur de vous saluer avec un très-profond respect.

*Signé :* veuve TESSON née LANDAIS,

*Sage-Femme, à Marennes, département de la Charente-Inférieure.*

Marennes, 24 avril 1836.

Monsieur,

J'ai reçu avec plaisir votre lettre du 12 avril courant, par laquelle vous me priez de vous permettre de faire imprimer ma lettre du 22 février 1836. Oui, Monsieur, je vous le permets, je conçois trop l'utilité de votre remède pour vous le refuser.

Si j'ai un peu tardé à répondre à votre lettre, c'est que je voulais connaître le résultat du dernier traitement que vous m'avez envoyé, qui était destiné pour une demoiselle âgée de 24 ans, atteinte d'une hernie inguinale et d'une défaillance d'estomac des plus sévères. Malgré que son traitement ne soit pas fini, ses faiblesses d'estomac sont disparues, l'appétit dont elle était privée est revenu, et l'insommie a cessé, et j'ai tout lieu de croire que lorsque le traitement sera terminé, la guérison sera parfaite.

Monsieur, j'ai l'honneur de vous saluer avec un très-profond respect.

*Signé :* veuve TESSON née LANDAIS,

*Sage-Femme, à Marennes, département de la Charente-Inférieure.*

## IV.

Valognes, 21 avril 1836.

Monsieur,

C'est avec beaucoup de plaisir que je viens vous informer que le traitement de quarante potions, que vous me fîtes passer en date du 3 janvier 1835, m'a parfaitement guéri.

Je suis âgé de soixante-quatre ans, et j'étais atteint de cette pénible et honteuse infirmité dès l'âge de deux ou trois ans; j'ai donc supporté cette hernie pendant plus de soixante ans. Mais, aujourd'hui, Monsieur, je suis radicalement guéri, je n'ai plus besoin d'aucune espèce de bandage, chose aussi incompréhensible que satisfaisante.

Je vous déclare franchement, Monsieur, que je ne comptais pas sur une guérison aussi parfaite; lorsque je vous fis la demande de votre remède, seulement je pensais améliorer mon sort, en diminuant mes souffrances.

Recevez-en, Monsieur, toute l'expression de ma reconnaissance, et vous prie de me croire avec un très-profond respect, votre dévoué serviteur.

*Signé* : Joseph LECOQUIÈRE-CARIER,

*Rue du Bourgneuf, à Valognes, département de la Manche.*

## V.

Lombez, 9 août 1835.

Monsieur,

Après avoir vu les bons résultats de votre remède, obtenus chez M. P., de cette ville, âgé de soixante-dix ans, atteint d'une hernie depuis vingt ans, je me suis fait un devoir de le recommander.

En conséquence, Monsieur, je vous prie de m'expédier trente-cinq potions de votre spécifique, pour un homme qui porte une hernie inguinale, depuis environ huit ans. Ci-inclus un mandat sur la poste pour solder votre envoi.

Monsieur, je suis avec des sentiments distingués. Votre dévoué serviteur.

*Signé* : VIGNOLA,

*Docteur-Médecin des Épidémies et de l'Hospice de Lombez, département du Gers.*

## VI.

Algans, 25 avril 1833.

A Monsieur MACÉ, Archi-Prêtre, Vicaire-général, Curé des Herbiers.

Monsieur,

Permettez que je vienne vous prier de me rendre un service qui restera au profit de l'humanité souffrante.

Le 29 juin 1829, M. Simon expédia à M. Ormière,

docteur-médecin à Rocquecourbe, arrondissement de Castres, département du Tarn, un nombre de potions de son spécifique contre les hernies,

Afin d'être utile à l'humanité souffrante, je me suis fait un devoir de publier cet excellent spécifique, et déjà trois personnes de nos contrées qui en ont fait usage sont radicalement guéries.

Plusieurs autres sujets, désirant faire usage du même remède, en ont demandé à M. Ormière, qui a répondu qu'il était depuis long-temps dépourvu de ce remède; qu'il avait écrit à M. Simon, pour lui en demander, mais qu'il n'avait reçu de lui aucune réponse. Nous ignorons maintenant l'existence de M. Simon, nous craignons beaucoup qu'il soit mort.

En conséquence, Monsieur, je vous prie d'avoir la complaisance de me donner les renseignements nécessaires sur M. Simon, et de lui remettre la présente, avec prière d'y répondre de suite.

Si M. Simon était mort, veuillez, je vous prie, Monsieur, communiquer ma lettre à celui qui aurait été chargé de cet excellent spécifique.

Agréez, Monsieur le curé, l'assurance de mon très-profond respect.

*Signé* : Biau,

*Curé d'Algans, canton de Sernin-de-Cuq-Toulza, arrondissement de Lavaur, département du Tarn.*

## VII.

Cholet, 17 mars 1834.

Monsieur,

Le 6 avril 1832, vous m'expédiâtes vingt-cinq potions de votre spécifique contre les hernies; et, sur la demande que je vous fis alors, vous m'accordâtes de payer mon traitement moitié comptant et moitié deux ans après parfaite guérison.

Votre remède a parfaitement réussi; je suis radicalement guéri, et depuis ma guérison, je ne fais plus usage d'aucune espèce de bandage, ce qui m'a procuré une grande satisfaction.

En conséquence, Monsieur, je m'empresse de vous faire passer les vingt-cinq francs, qui vous sont légitimement dus pour solde du prix de mon traitement, et je me croirais le plus ingrat des hommes, si je différais à m'acquitter envers vous.

Recevez, Monsieur, l'assurance de ma reconnaissance et de mon très-profond respect.

*Signé* : Gouzil,

*Concierge de la Société Littéraire de Cholet, département de Maine-et-Loire.*

## VIII.

Séminaire d'Angers, 7 février 1828.

Monsieur,

Le remède contre les hernies, que vous m'envoyâtes en novembre dernier, a parfaitement réussi.

La personne pour laquelle je vous l'avais demandé, était, depuis treize ans, fatiguée d'une hernie double. Elle est maintenant si complètement guérie, qu'elle a quitté tout-à-fait le bandage.

Je vous prie, Monsieur, de m'adresser soixante potions du même remède, pour deux personnes qui veulent en user. Ci-joint une reconnaissance de cent vingt francs, sur la poste, pour solder votre envoi.

J'ai l'honneur d'être, Monsieur, votre très-humble serviteur.

*Signé* : MÉNARD, prêtre,

*Économe du Séminaire d'Angers, département de Maine-et-Loire.*

## IX.

Je, soussigné, Duprat, instituteur à la Verrie, canton de Mortagne, département de la Vendée, certifie que Monsieur Pierre Simon, bandagiste-herniaire, à la résidence des Herbiers, a, de ma propre connaissance, radicalement guéri d'une hernie une personne de ma famille que ma discrétion ne me permet pas de nommer ici. Cette personne ne fait plus usage de bandage. Le tout est sincère et véritable.

Délivré à la Verrie, le 29 juin 1827.

*Signé* : DUPRAT, instituteur.

## X.

Je, soussigné, Gouin, aubergiste, demeurant au Poteau, près Saint-Fulgent, département de la Vendée, certifie que Monsieur Pierre Simon, bandagiste-herniaire, aux Herbiers, a, dans l'espace de six semaines, radicalement guéri un de mes fils, atteint d'une hernie double qui lui tombait des deux côtés dans les bourses. Aujourd'hui, il n'a pas besoin de bandage. J'ai remarqué que ce remède a fortifié le tempérament de ce jeune sujet.

En foi de quoi j'ai délivré le présent pour justifier l'incontestable efficacité du remède qui a guéri mon fils de cette cruelle et déshonorable maladie.

Au Poteau, 23 juin 1827.

*Signé :* Gouin, aubergiste.

## XI.

Landeronde, 8 juin 1827.

A Monsieur PIERRE SIMON, Bandagiste-Herniaire.

Monsieur,

J'ai l'honneur de venir auprès de vous, pour vous informer de l'heureux résultat du remède que vous m'avez fourni pour la guérison d'une hernie dont j'étais atteint depuis un grand nombre d'années. J'ai dirigé exactement le traitement que vous m'avez prescrit; cependant je ne suis pas radicalement guéri de cette infirmité; mais j'espère une prochaine guérison en continuant l'usage de votre remède pendant quelque temps. Me rappelant que vous m'avez dit en me livrant le remède, que si je n'étais pas radicalement guéri après avoir consommé cette quantité, je devais continuer jusqu'à parfaite guérison, en prolongeant mon traitement avec de nouvelles potions, que vous m'enverriez. En conséquence, Monsieur, je vous prie de me faire un nouvel envoi, mais je crois essentiel de vous informer de ce que j'étais avant de faire usage de votre spécifique, et de ce que je suis maintenant, afin que vous sachiez la quantité de potions nécessaires pour terminer la guérison de ma hernie, qui ne se fait que très-peu sentir.

Je suis âgé de quarante-cinq ans, et j'étais atteint de cette cruelle maladie dès l'âge de dix-huit ans. J'ai supporté cette infirmité pendant vingt-sept ans, sans avoir jamais pu être soulagé par aucune personne de l'art, aucun brayer ne pouvant la comprimer. J'étais en outre attaqué de plusieurs autres maladies chroniques; depuis un grand nombre d'années, j'étais affligé d'une phlegmasie glaireuse, et je souffrais d'horribles maux de tête et d'estomac; depuis vingt ans, je vomissais de la bile et des glaires immédiatement après tous mes repas; enfin, je menais une vie triste et languissante, voyant mes infirmités avancer progressivement, malgré les secours de l'art.

Aujourd'hui, Monsieur, je suis guéri de toutes mes

infirmités, sauf ma hernie, qui se fait sentir un peu. L'appétit est bon, le sommeil est tranquille, et je ne vomis plus après mes repas. Mes maux de tête sont disparus, et mon estomac, faisant bien ses fonctions, ne me fait plus souffrir. Enfin, j'atteins un embonpoint qui paraît sensible aux personnes qui m'entourent, et j'attribue ma guérison à l'effet de votre spécifique contre les hernies. Ainsi, Monsieur, si vous n'aviez pas administré votre remède à des tempéraments comme le mien, vous pourrez en toute confiance l'ordonner dans de pareilles circonstances. Votre découverte est vraiment d'un prix inappréciable.

Veuillez, Monsieur, avoir la complaisance de me faire un nouvel envoi de vos potions, suivant la quantité que vous jugerez nécessaire pour terminer la guérison de ma hernie, et croyez à une éternelle reconnaissance et au dévouement le plus respectueux avec lesquels j'ai l'honneur d'être votre très-humble et très-obéissant serviteur.

*Signé :* TERRIEN, prêtre.

*Desservant de la paroisse de Landeronde, canton de la Motte-Achard, département de la Vendee.*

## XII.

Je, soussigné, maire de la commune de Pouzauges, certifie que le nommé Tissaud, journalier en cette commune, étant atteint d'une hernie depuis longues années, vient d'être radicalement guéri de cette infirmité, par les soins de Monsieur Pierre Simon, bandagiste-herniaire, à la résidence des Herbiers. En foi de quoi je délivre le présent, pour en attester la vérité incontestable.

Donné à Pouzauges, ce vingt décembre mil huit cent dix-neuf.

*Signé :* DESNOUHES, maire.

## XIII.

Je, soussigné, Guicheteau, prêtre, vicaire aux Herbiers, département de la Vendée, certifie que Pierre Guicheteau, mon neveu, demeurant à la Gimonière, commune de Treize-Septiers, canton de Montaigu, département de la Vendée, atteint d'une hernie inguinale qui lui tombait dans le scrotum, depuis douze ans, et qui ne pouvait être comprimée par aucun bandage, a été radicalement guéri, il y a huit mois, par les soins de Monsieur Pierre Simon, bandagiste-herniaire, à la résidence des Herbiers; de sorte que maintenant les bandages lui sont inutiles. A ces causes, je délivre le présent, pour justifier de l'efficacité du spécifique qui l'a guéri, et qui est, pour l'humanité souffrante, d'une utilité inappréciable. En conséquence, je conseille à toutes les personnes qui se plaisent à faire du bien à l'humanité souffrante, de propager, autant que faire se peut, la connaissance de cette découverte, qui est vraiment utile à la société, et j'engage particulièrement et en général MM. les Ecclésiastiques de la communiquer aux personnes de leurs communes qui pourraient en avoir besoin.

Qu'on ne dise plus que cette maladie est incurable : nous sommes convaincus du contraire.

Délivré aux Herbiers, cejourd'hui 17 septembre 1826.

*Signé* : GUICHETEAU, prêtre.

## XIV.

Marennes, 5 juin 1826.

Monsieur,

Grâces à Dieu, j'ai eu l'honneur, dans le mois d'avril dernier, de vous faire demander, par la voie de Savary, coutelier en votre ville, de votre médicament propre à la guérison des hernies. J'étais atteint de cette cruelle maladie depuis un grand nombre d'années; aucun bandage ne pouvait me soulager. Aujourd'hui, je suis guéri, je ne souffre plus de cette infirmité. Je bénis le ciel d'avoir bien voulu vous inspirer une aussi heureuse découverte, et je prierai Dieu de vous combler de ses dons célestes.

Je ne doute pas, mon cher Monsieur, que les personnes qui se plaisent à soulager l'humanité, ne s'empressent de propager votre découverte, qui est un véritable trésor pour la société. Vous recevrez de toutes parts des actions de grâce, et votre nom sera mis à l'immortalité.

Ce n'est pas tout, Monsieur, de vous témoigner

la satisfaction que j'ai d'avoir l'heureuse connaissance de votre personne, je viens vous prier de daigner rendre à un ami, qui vient de me témoigner le désir qu'il a de faire usage de votre remède, le même service que vous m'avez rendu à moi-même. En conséquence, je vous prie d'avoir la complaisance de me faire passer, par la diligence, de votre remède, une quantité telle que celle que vous m'avez adressée il y a deux mois. Ci-incluse une reconnaissance sur la poste pour solder votre envoi.

Recevez, Monsieur, l'assurance de mon dévouement le plus respectueux.

*Signé* : MARCHE,

*Maître cloutier, à Marennes, départ. de la Charente-Inférieure.*

## XV.

Le maire des Herbiers, soussigné, certifie que le nommé Charrier, métayer, demeurant à la Filonnière, commune des Herbiers, s'est présenté cejourd'hui devant nous, et nous a déclaré que Monsieur Pierre Simon, bandagiste-herniaire en cette ville, l'a radicalement guéri d'une hernie qui lui tombait depuis cinq ans des deux côtés dans le scrotum, et ne pouvait être contenue par aucun bandage, enfin que, par les soins de Monsieur Pierre Simon, il se trouve radicalement guéri, et ne fait point usage d'aucune espèce de bandage; ce qu'il nous a déclaré sincère et véritable.

Donné à la mairie des Herbiers, le 18 juillet 1819.

*Signé* : Le baron du LANDREAU, maire.

## XVI.

Louis Gouin, âgé de 20 ans, cultivateur, et domicilié dans la commune de la Jaudonnière, canton de Sainte-Hermine, département de la Vendée (qui ne sait pas signer), a déclaré devant nous, maire de ladite commune, que Monsieur Pierre Simon, bandagiste-herniaire, à la résidence des Herbiers, l'a radicalement guéri d'une hernie qui l'avait réduit à la dernière extrémité. Maintenant, il ne fait point usage de bandage.

Délivré à la mairie de la Jaudonnière, le 27 novembre 1819.

*Signé :* BONNAUD, maire.

## XVII.

Le maire de la commune du Boupère certifie que Monsieur Pierre Simon, bandagiste-herniaire, aux Herbiers, a radicalement guéri le nommé Ferchaud, cultivateur, au village de la Grivière, de cette commune, d'une hernie dont il était atteint depuis quatre ans. Maintenant, il ne fait point usage de bandage.

Délivré à la mairie du Boupère, le 1er août 1819.

*Signé :* Le comte de BAGNEUX, maire.

## XVIII.

Je, soussigné, maire de la commune de Saint-Aubin-des-Ormeaux, arrondissement de Bourbon-

Vendée, certifie que le nommé Jean Suaudeau, cultivateur, audit bourg (ne sachant pas signer), a déclaré devant moi, maire de ladite commune, que Monsieur Pierre Simon, bandagiste-herniaire, demeurant aux Herbiers, l'a radicalement guéri d'une descente ou hernie complète, laquelle tombait des deux côtés dans le scrotum depuis quarante ans, et l'avait, en dernier lieu, conduit à toute extrémité, ce dont tous les voisins ont été témoins. Au moment où il requit les secours de Monsieur Pierre Simon, le malade souffrait d'une extrême douleur, par sa descente, qui se compliquait d'étranglement de la grosseur d'un pain d'une livre au moins. Enfin que, par les soins de Monsieur Pierre Simon, il se trouve entièrement guéri de cette infirmité, n'ayant plus besoin, ni de bandage, ni d'aucun autre moyen accessoire. En foi de quoi il a délivré le présent certificat, et lui permet de le rendre public, s'obligeant d'en attester en toute occasion la vérité et la reconnaissance qu'il doit à celui qui lui a fait recouvrer la santé.

Délivré en mairie de Saint-Aubin-des-Ormeaux, le 20 mars 1821.

*Signé :* LOISEAU, maire.

## XIX.

Je, soussigné, maire de la commune de la Merlatière, canton des Essarts, département de la Vendée, certifie que le sieur Albert, tuilier, domicilié en cette commune (ne sachant signer) a déclaré devant moi que Monsieur Pierre Simon, bandagiste-herniaire, aux Herbiers, l'a radicalement guéri d'une hernie complète, laquelle rentrait quand le malade était couché, et était manifestée depuis un grand nombre d'années. Enfin, il se trouve radicalement guéri, de manière qu'il n'a plus besoin de faire usage d'aucune espèce de bandage. En foi de quoi j'ai délivré le présent pour justifier l'infaillibilité de cedit remède.

A la Merlatière, ce premier février 1821.

*Signé* : LORIAU, maire.

## XX.

Je, soussigné, Jean-Baptiste Caillaud, propriétaire, certifie que Monsieur Pierre Simon, bandagiste-herniaire, à la résidence des Herbiers, a radicalement guéri mon épouse d'une hernie nommée chute de matrice, dont elle était atteinte depuis plusieurs années. Cette infirmité lui était survenue à la suite d'une couche. Aujourd'hui, elle ne fait point usage de pessaire. C'est d'après la vérité que je délivre le présent, pour justifier de l'efficacité d'un remède qui est d'une utilité sans pareille.

A la Rempillonnière, près des Herbiers, le vingt-six janvier 1825.

*Signé* : CAILLAUD, propriétaire.

## XXI.

Je, soussigné, Jean-Aimé Aubineau, propriétaire à Châtillon-sur-Sèvre, département des Deux-Sèvres, certifie que Monsieur Pierre Simon, bandagiste-herniaire, à la résidence des Herbiers (Vendée), m'a très-bien guéri d'une hernie, il y a trois mois, dont j'étais atteint depuis dix-huit mois.

Enfin, par le remède de Monsieur Pierre Simon, je me trouve agréablement guéri d'une infirmité qui me faisait beaucoup souffrir, grâce à l'auteur de cette découverte, qui est un trésor pour l'humanité. Que le ciel laisse tomber ses rosées célestes sur lui et sa postérité la plus reculée !

A Châtillon-sur-Sèvre, le 26 janvier 1825.

*Signé :* AUBINEAU, propriétaire.

## XXII.

Nous, maire de la commune des Herbiers, certifions que Jean Baré, métayer au village du Pruneau, de cette commune, vient de déclarer devant nous, que Monsieur Pierre Simon, bandagiste-herniaire dans cette commune, l'a radicalement guéri d'une hernie inguinale et complète, dont il était atteint depuis plusieurs années. Il nous a déclaré en outre, qu'il est âgé de soixante-douze ans, et qu'il ne fait plus usage de bandage. Le tout nous a paru sincère et véritable. C'est pourquoi nous avons délivré le présent pour attester l'efficacité du remède de Monsieur Pierre Simon, dont la célébrité est connue.

En mairie des Herbiers, le vingt-deux janvier 1825.

*Signé :* RAIMBEAUD, maire.

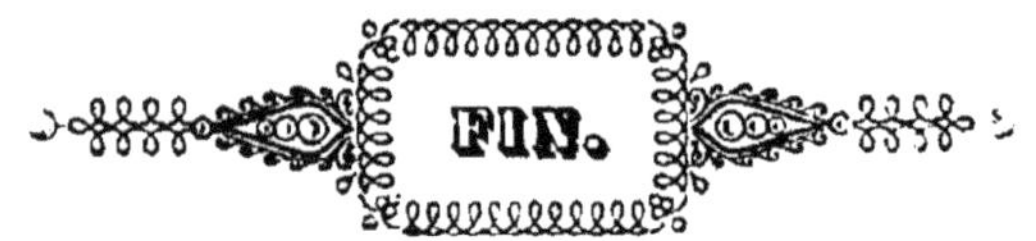

Imprimerie d'HÉRAULT, rue de Guérande, à Nantes.

www.ingramcontent.com/pod-product-compliance
Ingram Content Group UK Ltd.
Pitfield, Milton Keynes, MK11 3LW, UK
UKHW020313230726
13925UKWH00002B/386

9 782016 179109